常态化
国民体质监测与
科学健身指导

赵宁宁 郭文霞 赵艳 主编

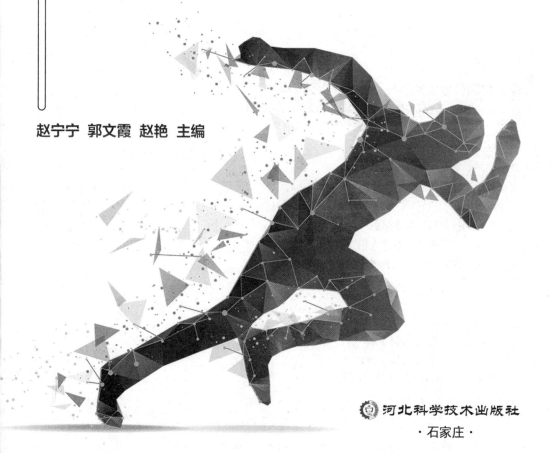

河北科学技术出版社

·石家庄·

图书在版编目（CIP）数据

常态化国民体质监测与科学健身指导 / 赵宁宁，郭
文霞，赵艳主编. -- 石家庄 ：河北科学技术出版社，
2025. 4. -- ISBN 978-7-5717-2367-5

Ⅰ. R195.2；G883

中国国家版本馆CIP数据核字第2025TJ7032号

常态化国民体质监测与科学健身指导

CHANGTAIHUA GUOMIN TIZHI JIANCE YU KEXUE JIANSHEN ZHIDAO

赵宁宁　郭文霞　赵　艳　主编

责任编辑	李　虎
责任校对	徐艳硕
美术编辑	张　帆
出版发行	河北科学技术出版社
地　　址	石家庄市友谊北大街 330 号（邮编：050061）
印　　刷	定州启航印刷有限公司
开　　本	787 毫米×1092 毫米　1/16
印　　张	15
字　　数	260 千字
版　　次	2025 年 4 月第 1 版
印　　次	2025 年 4 月第 1 次印刷
书　　号	ISBN 978-7-5717-2367-5
定　　价	96.00 元

编　委　会

主　编：赵宁宁（河北省体育科学研究所）

　　　　郭文霞（北京化学大学）

　　　　赵　艳（承德体育运动学校）

副主编：梁美富（中国田径协会）

　　　　张　建（河北省体育科学研究所）

　　　　王敬茹（河北省体育科学研究所）

　　　　张晁赫（河北省体育科学研究所）

　　　　张冠男（河北省体育科学研究所）

编　委：高　欢（河北省体育科学研究所）

　　　　宫立红（河北省体育科学研究所）

　　　　杨　丹（河北省体育科学研究所）

　　　　乔　刚（河北省体育科学研究所）

　　　　李　媛（河北省体育科学研究所）

　　　　徐起麟（河北省体育科学研究所）

　　　　刘　阳（河北省体育科学研究所）

　　　　陈　琳（河北省体育科学研究所）

　　　　王梓豪（河北省体育科学研究所）

　　　　袁晓健（河北省体育科学研究所）

　　　　李佳轩（河北省体育科学研究所）

　　　　耿碧菡（河北省体育科学研究所）

　　　　张　鹏（河北医科大学）

　　　　路　遥（河北医科大学）

　　　　张苗苗（北京师范大学石家庄附属学校）

　　　　杨宝龙（保定徐水区职业技术教育中心）

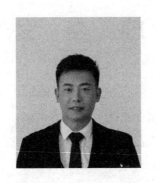

　　赵宁宁，毕业于河北师范大学体育学院，体育硕士，现就职于河北省体育科学研究所；中国体能训练师；中国体育科学学会体能训练分会会员；国家体育总局认证体能教练；FMS 高级认证；青少年体能训练师 GameSpeed 课程国际认证；备战 2016 年里约奥运会身体功能训练团队成员，在此期间服务于国家女子举重队、国家游泳队、国家男子乒乓球队、国家女子排球队、国家男子跳水队、国家羽毛球队；多次参加国内举办的体能培训；备战 2017 年全运会田径课题组成员，曾任河北省田径 400 米栏、河北省田径女子铅球体能教练；2018 年先后服务国家赛艇队、河北省自由式滑雪空中技巧，10 月份赴奥地利进行冬奥会国家队保障专业人才培训；2019 年负责河北省摔跤拳击跆拳道的体能训练工作；2021 年服务于河北省体育局小球中心男子网球队；2020、2022 年河北省体育局体能训练营体能训练负责人；研究方向身体功能性训练、体能康复训练等。

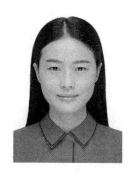

郭文霞,毕业于北京体育大学,体育学博士,现就职于北京化学大学,讲师。2019—2022年在国家体育总局体育科学研究所从事博士后研究;2022年加入北京化工大学文法学院社会体育系;研究方向为运动表现与生物力学。近年来,主持和参与科技部、国家体育总局、中央高校基本科研业务费和企事业委托科研项目8项;以第一作者/通讯作者发表SCI论文4篇,CSSCI/核心论文4篇,国内外会议论文7篇;以其他作者发表SCI论文4篇,CSSCI/核心论文5篇;参编著作1本(副主编);参与国家发明专利授权1件。

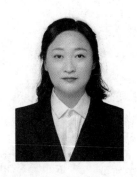

　　赵艳,中共党员,大学学历,现在承德体育运动学校工作,长期从事群众体育、体育产业、体育总会、体育法治等方面的研究。获得过全国群众体育先进个人、全国群众体育现状调查工作先进个人、第二次国民体质监测工作先进个人、河北省体育系统"五五"普法先进个人等光荣称号。参加《承德市冰雪体育产业规划》《承德市十三五体育发展规划》《承德市十四五体育发展规划》《承德冰雪旅游区发展规划》等编写。

序

在健康中国战略背景下，全民健康意识的提升与体育锻炼的普及，已经成为推动社会发展的重要力量。作为一名热衷于体育科学与健康促进的工作者，我深感荣幸能有机会编写《常态化国民体质监测与科学健身指导》这部著作。在撰写此书的过程中，我们旨在为广大读者提供一种科学、系统的国民体质监测与健身指导方法，以期帮助大家更好地了解自己的身体状况，实现健康生活方式的全面升级。

在过去的几年里，国家体育总局及相关机构在推动国民体质监测与科学健身指导方面取得了显著的成果。本书正是基于这些成功经验，结合当前国内外体育科学研究的最新进展，为读者呈现的一本既有理论深度又具实践指导意义的著作。

本书分为两个部分：一是常态化国民体质监测相关内容，二是科学健身指导的相关内容。在第一部分中，我们详细介绍了国民体质监测的意义、方法以及各项指标的含义，旨在帮助读者全面了解自身体质状况。在第二部分中，我们针对不同人群、不同年龄阶段的健身需求，提供了个性化的科学健身方案，旨在引导读者开展有针对性的锻炼，提高身体素质。

编写这本书的过程，也是一个不断学习、探索和实践的过程。我们力求在书中融入最前沿的体育科学研究成果，以及实际工作中积累的丰富经验。同时，我们也借鉴了国内外同行的优秀成果，力求为读者呈现一本既权威又实用的指南。

在本书编写过程中，得到了众多专家、同仁的支持与帮助，他们为我们提供了宝贵的意见和建议。在此，我要对这些支持和帮助表示衷心的感谢。同时，也要感谢我的团队，他们的辛勤付出和不懈努力，使得这本书得以顺利完成。

《常态化国民体质监测与科学健身指导》的出版，是我们为广大国民健康事业献上的一份薄礼。我们希望这本书能成为大家科学锻炼、追求健康的有力助手。在今后的日子里，让我们携手共进，为全民健康事业贡献自己的力量。

谨以本书献给所有关注国民体质、热爱体育锻炼的朋友。

2025 年 5 月

目　　录

第一章　常态化国民体质监测概述

1.1　概述

1.1.1　常态化国民体质监测的定义与实施背景

随着社会经济的发展和人民生活水平的提高,健康成为了人们越来越关注的问题。而健身作为保持健康的重要手段,越来越受到人们的重视。然而,由于个体差异,不同的人需要不同的运动方式和运动量,这就需要我们了解自己的体质状况,以便更好地进行科学锻炼。于是,常态化国民体质监测应运而生。国民体质监测是指通过一系列科学、标准的测试手段,对国民体质状况进行系统地、连续地、全面地调查、评价和分析的工作。

2024 年是中华人民共和国成立 75 周年,是实施"十四五"规划的关键一年。群众体育工作要以习近平新时代中国特色社会主义思想为指导,深入学习贯彻党的二十大和二十届二中全会精神,全面贯彻落实习近平总书记关于体育特别是全民健身工作的重要论述,坚持发展以人民为中心的体育,推动学习贯彻习近平新时代中国特色社会主义思想主题教育走深走实,不断提高人民健康水平。

2023 年国家国民体质监测中心和 15 个省(区、市)一道开展了常态化国民体质监测试点工作,其中撰写了《国民体质检测与科学健身指导服务规范》,通过线上、线下举办体质与科学健身讲座,组织创编了一系列密切围绕体质与健康科普视频。2024 年拟在 31 个省进行常态化开展国民体质监测工作,国家国民体质监测中心专门组织力量撰写了《国民体质测定结果解读与科学健身指导通用手册》。根据《中华人民共和国体育法》《全民健身条例》以及国家相关文件的要求,体育总局将在 2025 年开展第六次全国国民体质监测与全民健身活动状况调查。

2024 年 2 月 5 日体育总局办公厅关于印发《2024 年群众体育工作要点》的通知中第五条提出发挥体育部门专业资源优势,联合相关科研机构,研究科学健身方法,编创各类体育健身科普作品,线上线下联动传播推广,重点举办"科学健身大讲堂""科学健身指导走基层"等面向广大群众的科学健身指导活动。

国民体质监测是一项系统地、科学地、定期地了解和评价国民体质状况的工作。它可以掌握国民体质的基本情况,了解国民体质的变化趋势,为政府制定相关政策提供科学依据。而常态化国民体质监测,就是将这种监测工作常规化、制度化,使其成为一项长期、持续的工作。

常态化国民体质监测的实施背景有以下几个方面。

国民体质状况不容乐观。随着生活节奏的加快和生活方式的改变,越来越多的人出现了亚健康状态,如肥胖、高血压、糖尿病等。这些问题的产生,在很大程度上与人们的体质状况有关。通过对国民体质进行监测,可以了解国民的健康状况,从而采取相应的措施进行干预。

科学健身的需要。不同的人体质不同,需要有针对性的锻炼方式。人们通过国民体质监测,可以了解自己的体质状况,得到个性化的运动处方,从而进行科学锻炼,提高锻炼效果,避免运动损伤。

制定政策的需要。我国政府高度重视国民体质监测工作,将其纳入了全民健身计划和国家健康战略。常态化国民体质监测可以为政府提供实时、准确的国民体质数据,为政策的制定和实施提供科学依据。

技术的支持。随着科技的发展,国民体质监测技术越来越成熟,监测设备也越来越便捷。这为常态化国民体质监测提供了技术保障。

常态化国民体质监测的实施,需要建立一套完善的监测体系,包括监测站点、监测设备、监测人员等,需要制定合理的监测方案,包括监测时间、监测地点、监测对象等,同时还需要加强对监测结果的分析与应用,将监测结果用于指导全民健身工作,提高国民体质水平。

常态化国民体质监测的意义重大。可以了解国民体质的基本情况,为政府制定相关政策提供科学依据;可以引导人们进行科学锻炼,提高锻炼效果,预防疾病;可以提高国民的健康意识,养成良好的生活习惯;可以推动全民健身事业的发展,提高国民的生活质量。我们期待全社会都来关注这项工作,共同为推动我国全民健身事业的发展,提高国民体质水平,建设健康中国作出贡献。

1.1.2 国民体质监测在推动全民健身中的作用

国民体质监测作为评价国民健康水平的重要手段,已经在推动全民健身中发挥着越来越重要的作用。它可以掌握国民体质的现状和变化规律,为政府制定全民健身政策提供科学依据。国民体质监测包括身高、体重、肺活量、握力、纵跳、闭眼单脚站立等项目的测试。通过这些测试,可以了解国民的基本体质状况,包括心肺功能、肌肉力量、柔韧性、平衡能力等方面。

国民体质监测在推动全民健身中的作用主要体现在以下几个方面。

(1)引导科学健身。

国民体质监测可以为个人提供科学的体质评价和健身指导。通过监测结果,人们可以了解自己的体质状况和存在的问题,从而制定适合自己的健身计划和运动方式。同时,国民体质监测还可以为健身教练和专业机构提供参考,使他们能够更加科学、有针对性地为健身者提供指导和服务。

(2)提高健身意识。

国民体质监测可以让更多的人认识到自己的体质状况,提高健身意识。在监测过程中,人们可以通过测试结果直观地了解到自己的体质状况,发现存在的问题,从而激发他们积极参与健身活动的热情。

(3)推广健身方法。

国民体质监测可以为推动全民健身提供科学依据。通过对不同年龄、性别、职业人群的监测数据进行分析,可以了解各类人群的体质特点和健身需求,从而有针对性地推广适合他们的健身方法。

(4)制定健身政策。

国民体质监测可以为政府制定全民健身政策提供数据支持。通过对国民体质监测数据的分析,政府可以了解国民体质的整体状况,发现存在的问题,从而制定更加科学、合理的全民健身政策,推动全民健身事业的发展。

(5)评估全民健身效果。

国民体质监测可以评估全民健身政策的实施效果。通过对历年国民体质监测数据的对比分析,可以了解全民健身政策的效果,为政府调整和完善相关政策提供参考。

(6)引导健身资源配置。

国民体质监测可以引导健身资源的合理配置。通过对不同地区、不同人群的体质监测数据进行分析,可以了解各地、各人群的健身需求,从而指导健身设施的建设和健身活动的开展。

国民体质监测在推动全民健身中发挥着重要作用。它不仅可以为个人提供科学的健身指导,提高健身意识,还可以为推动全民健身政策的制定和实施提供数据支持,引导健身资源的合理配置。随着国民体质监测工作的不断深入,其在推动全民健身中的作用将更加凸显,为提高国民健康水平,构建健康中国作出更大贡献。

1.2 监测体系

1.2.1 国民体质监测体系的构建与发展

国民体质监测体系是衡量一个国家综合国力的重要组成部分,也是推动健康中国建设的重要手段。国民体质状况,不仅关系到国民的健康水平,还直接影响到国家的经济和社会的发展。建立完善的国民体质监测体系,开展国民体质监测工作,对于掌握国民体质现状,科学制定全民健身实施计划,促进国民体质提升具有重要意义。

1.2.1.1 国民体质监测体系的构建

(1)监测指标体系的构建。

国民体质监测指标是衡量国民体质水平的重要依据。我国国民体质监测指标体系包括身体素质指标、机能指标、形态指标和健康指标四大类。其中,身体素质指标包括力量、速度、耐力、柔韧性和灵敏性等方面;机能指标包括心肺功能、血压、血糖等方面;形态指标包括身高、体重、体脂率等方面;健康指标包括慢性疾病患病率、健康素养等方面。这些指标的科学合理设置,有助于全面准确地反映国民体质状况。

(2)监测方法体系的构建。

国民体质监测方法是确保监测数据准确性的关键。我国国民体质监测采用现场测试、问卷调查和数据分析相结合的方法。现场测试主要包括身高、体重、体脂率、血压、肺活量等项目的检测;问卷调查主要收集被监测者的年龄、性别、学历、生活习惯等信息;数据分析通过对监测数据的统计处理和分析,得出国民体质状况的结论。为确保监测方法的科学性和可行性,还需定期对监测设备进行校准和维护。

(3)监测组织体系的构建。

国民体质监测组织体系是保障监测工作顺利进行的基础。我国国民体质监测组织体系由国家级、省级、市级和县级监测机构组成。国家级监测机构负责制定监测方案、组织监测工作、解读监测结果等;省级、市级监测机构负责本辖区内的监测工作,并对县级监测工作进行指导和监督;县级监测机构负责具体实施监测工作,确保监测数据的准确性。

（4）监测服务平台的建设。

国民体质监测服务平台是提高监测工作透明度、便捷性的重要途径。我国国民体质监测服务平台主要包括监测数据发布、监测结果查询、体质评估与指导等功能。通过服务平台，公民可以方便地了解自己的体质状况，并根据监测结果获得个性化的运动处方和膳食建议。同时，政府也可以通过服务平台，实时掌握国民体质状况，科学制定相关政策。

1.2.1.2　国民体质监测体系的发展

（1）监测指标体系的优化。

随着社会经济的发展和科技的进步，国民体质监测指标体系需要不断优化和完善。在保持现有指标的基础上，应增加新兴的健康指标，如心理素质、睡眠质量等，以更全面地反映国民体质状况。同时，要注重指标的筛选和权重分配，使监测结果更具科学性和针对性。

（2）监测方法的创新。

为提高监测效率和数据准确性，应不断探索和应用新技术和新方法。例如，利用物联网技术、大数据分析和人工智能等手段，实现监测数据的实时采集、传输和分析。还可以采用无创检测技术，如生物电阻抗分析、近红外光谱等技术，减轻被监测者的不适感，提高监测的便捷性。

（3）监测组织体系的完善。

为加强监测工作的协调性和一致性，需要进一步完善监测组织体系。具体包括：加强国家级监测机构的指导作用，提高省级、市级监测机构的能力建设，加强对县级监测机构的业务指导和培训，确保监测工作的规范化和标准化。

（4）监测服务平台的升级。

随着互联网技术的不断升级，国民体质监测服务平台也需要不断改进和完善。在未来，服务平台应具备更强大的数据处理和分析能力，提供更加精准的监测结果解读和个性化建议。同时，还可以通过线上线下相结合的方式，开展各种形式的全民健身活动和科普宣传，提高国民的健康素养。

国民体质监测体系是衡量国民体质水平的重要工具，对于推动全民健身运动、提高国民健康水平具有重要意义。构建完善的国民体质监测体系，需要从监测指标、方法、组织和服务平台等多方面进行努力。同时，随着社会经济的发展和科技的进步，国民体质监测体系也需要不断优化和完善，以适应新的发展需求。只有这样，才能更好地发挥国民体质监测体系在健康中国建设中的作用。

我国国民体质监测体系经过多年的构建与发展,已经取得了显著成果。在未来,我们要继续深化改革,创新监测方法,提高监测能力,为人民群众提供更加科学、精准的健身指导和健康干预,为实现健康中国、体育强国的目标贡献力量。

1.2.2 监测站点布局与运作模式

国民体质监测是国家为系统掌握国民体质状况,以抽样调查的方式,按照国家颁布的国民体质监测指标,在全国范围内定期对监测对象进行统一测试和对监测数据进行分析研究的工作。为了实现全面了解掌握我国国民体质现状和变化规律,充实完善国民体质监测系统和数据库,开发应用国民体质与健康监测大数据,配合完成《全民健身计划》实施效果评估和研究,监控推进健康中国建设进程,我国积极开展国民体质监测工作。

1.2.2.1 国民体质监测站点布局

(1)监测站点设置原则。

1)全面性:监测站点应覆盖全国各省、自治区、直辖市及特别行政区,确保各地国民体质监测工作的均衡发展。

2)科学性:监测站点布局应遵循体育锻炼、健康养生、社会医学等相关学科原理,合理分布监测站点。

3)均衡性:监测站点应根据各地人口密度、经济发展水平、体育锻炼设施等因素,合理规划监测站点数量和规模。

4)可操作性:监测站点设置应充分考虑实际操作需求,确保监测工作的顺利进行。

(2)监测站点布局方案。

1)国家级监测站点:设在各级体育局、体育学院(校)、医疗机构等,负责所在地区的国民体质监测工作。

2)省级监测站点:设在各省、自治区、直辖市及特别行政区体育局、体育学院(校)、医疗机构等,负责本地区的国民体质监测工作。

3)地市级监测站点:设在各地级市体育局、体育学院(校)、医疗机构等,负责本地区的国民体质监测工作。

4)县级监测站点:设在各县(市、区)体育局、体育学院(校)、医疗机构等,负责本地区的国民体质监测工作。

5)街道(乡镇)监测站点:设在各街道、乡镇政府、社区服务中心等,负责本地区的国民体质监测工作。

1.2.2.2　国民体质监测站点运作模式

（1）监测站点运作原则。

1）政府主导：各级政府应加强对国民体质监测工作的领导，确保监测站点正常运行。

2）社会参与：鼓励社会各界参与国民体质监测工作，形成政府、市场共同参与的多元化运作模式。

3）专业化管理：监测站点应配备专业化的管理团队和检测人员，确保监测工作的科学、准确、高效。

4）可持续发展：监测站点运作应注重实效，积极探索可持续发展的运作模式。

（2）监测站点运作模式。

1）监测站点建设与维护：各级政府负责监测站点的建设、改造和维护，确保监测站点硬件设施达到规定标准。

2）人员配备与培训：监测站点应配备具有相关专业背景和资质的检测人员，定期开展培训，提高监测工作质量。

3）监测设备与耗材：监测站点应配置符合国家标准的监测设备与耗材，确保监测数据的准确性和可靠性。

4）监测数据管理与分析：监测站点应对采集的监测数据进行科学管理、分析与研究，为政策制定提供依据。

5）监测结果反馈与服务：监测站点应对受测者提供个性化的监测结果反馈与健身指导服务，引导群众积极参与科学健身活动。

6）宣传教育与推广：监测站点应积极开展国民体质监测相关宣传活动，提高国民体质监测工作的社会认知度。

国民体质监测站点布局与运作模式是国民体质监测工作的重要组成部分。科学、合理的监测站点布局和运作模式有助于全面、准确地掌握我国国民体质状况，为政策制定和国民健康服务。各级政府和相关部门应高度重视国民体质监测站点布局与运作模式的研究和实践，积极探索适应我国国情的监测站点布局与运作模式，推进国民体质监测工作可持续发展，为实现健康中国建设目标贡献力量。

国民体质监测站点建设、人员培训、数据管理、服务推广是提升国民健康水平和推动体育强国建设的重要环节。

1.2.3 国民体质监测站点建设

(1)站点布局:根据地域、人口、经济发展水平等因素,合理规划站点布局,确保监测站点覆盖全国,方便人民群众参与监测。

(2)站点设施:监测站点应具备相应的设施和设备,如心肺功能测试仪、体脂秤、血压计等,以满足各项体质监测需求。

(3)站点运营:明确站点运营模式,可以是政府主导、社会参与、市场化运作等多种模式。同时,加强对站点的管理和指导,确保监测服务质量。

(4)站点功能:监测站点不仅是体质监测的场所,还可以提供科学健身指导、健康咨询等服务,发挥多元化功能。

1.2.4 人员培训

(1)培训内容:针对监测人员、管理人员等不同角色,制定相应的培训内容,包括体质监测理论、操作技能、数据处理等方面。

(2)培训方式:采用线上线下面授、实操演练、交流研讨等多种方式,提高培训效果。

(3)师资力量:邀请具有丰富经验和专业知识的专家担任培训讲师,确保培训质量。

(4)持证上岗:实行监测人员持证上岗制度,鼓励参加相关职业技能培训和考试,提高人员素质。

1.2.5 数据管理

(1)数据采集:规范数据采集流程,确保数据真实、准确、完整。

(2)数据处理:采用先进的数据处理技术,对监测数据进行汇总、分析、存储,为政策制定和科学健身指导提供数据支持。

(3)数据安全:加强数据安全管理,确保监测数据不存在被泄露、篡改等。

(4) 数据共享:建立健全数据共享机制,推动各部门、各地区之间的数据交流与合作,提高数据利用效率。

1.2.6 服务推广

(1)宣传推广:通过多种渠道,如新闻媒体、社交媒体、线下活动等,加大对国民体质监测工作的宣传力度,提高公众知晓度和参与度。

(2)政策支持:推动政府出台相关政策,鼓励和支持国民参与体质监测,发挥政策引导作用。

（3）合作共建：与学校、企业、社区等主体合作，共建监测站点，拓宽服务渠道。

（4）品牌建设：打造独具特色的国民体质监测品牌，提升监测服务的影响力和知名度。

国民体质监测站点建设、人员培训、数据管理、服务推广是相互关联、相互促进的环节。只有把这几个方面做好，才能推动国民体质监测工作取得更好的成果，为全民健身和体育强国建设贡献力量。

1.2.7　监测流程和方法

国民体质监测站点是国家为系统掌握国民体质状况，以抽样调查的方式，在全国范围内定期对监测对象进行统一测试和对监测数据进行分析研究的工作的坚实基础。

1.2.7.1　监测站点设置

国民体质监测站点设置主要依据国家体育总局发布的《国民体质监测工作方案》进行。监测站点一般设置在社区、学校、医院、体育场馆等公共场所，便于广大居民参与。监测站点配备有专业的体质测试设备和管理人员，保证监测工作的科学性和准确性。

1.2.7.2　监测对象

监测对象为3—79岁的中国公民（不含7—19岁人群），按年龄分为幼儿（3—6岁）、成年人（20—59岁）、老年人（60—79岁）三个人群。监测对象的年龄范围根据不同年份的监测方案可能有所调整，具体年龄范围以当年发布的监测方案为准。

1.2.7.3　监测流程

（1）预约登记：参与监测的对象需提前预约，并携带有效身份证件进行登记。

（2）体测环节：参与监测的对象在监测站点进行各项体质测试，包括身高、体重、肺活量、握力、纵跳、俯卧撑、仰卧起坐、坐位体前屈、闭眼单脚站立、选择反应时等。

（3）数据录入：监测人员将参与监测对象的测试数据录入电脑系统。

（4）数据分析：通过专业软件对测试数据进行分析，得出个人体质状况评估报告。

（5）结果反馈：监测站点将个人体质测定报告和健身指导反馈给受测者。

（6）监测数据汇总：监测站点将所有受测者的测试数据进行汇总，形成国民体质监测总报告。

1.2.7.4 监测指标与意义

常态化国民体质监测体质检测指标

	检测指标	幼儿 （3—6 岁）	成年人 （20 — 59 岁）	老年人 （60—79 岁）
身体形态	身高	●	●	●
	坐高	●		
	体重	●	●	●
	胸围	●		
	腰围		●	●
	臀围		●	●
	体脂率	●	●	●
身体机能	安静脉搏	●	●	●
	血压		●	●
	肺活量		●	●
	功率车二级负荷试验		●	
	2分钟原地高抬腿			●
身体素质	握力	●	●	●
	背力		●	
	立定跳远	●		
	纵跳		●	
	俯卧撑（男）/ 跪卧撑（女）		●	
	1分钟仰卧起坐		●	
	坐位体前屈	●	●	●
	双脚连续跳	●		
	15 米绕障碍跑	●		
	30 秒坐站			●
	走平衡木	●		
	闭眼单脚站立		●	●
	选择反应时		●	●

（1）身高：身高是反映人体骨骼纵向生长水平的指标，为身体形态的基本指标之一。不仅是评价生长发育水平的重要标志，同时对计算体力、身体指数、评价体格等也有较大的应用价值。因此，身高长期以来一直被各国作为体质测量最重要的形态指标。

（2）体重：体重是反映人体长、宽、围度和厚度发育状况的重量整体指标，综合反映人体骨骼、肌肉、皮下脂肪及内脏器官的发育状况，可综合反映发育程度和营养状况的指标。

（3）坐高：指坐位时头顶到坐骨结节的垂直长度，用于表示躯干的长度，可间接了解内脏器官的发育状况，与身高相比可反映躯干和下肢的比例，是反映生长发育状况的重要指标之一。

（4）胸围：指人体线性的空间整体指标，是人体宽度和厚度最有代表性的测量值，用于反映胸廓及背部肌肉的发育情况。

（5）腰围：指经过脐部中心的水平围度，是评估腹部脂肪沉积和肌肉发育状况最简单实用的指标，不仅可用于对肥胖者的最初评价，在体重控制过程中也是判断减重效果的良好指标。

（6）臀围：指臀部向后最突出部位的水平围度，反映髋部骨骼和肌肉的发育情况。臀围可与腰围衍生腰臀比指标，用于健康风险的评价。

（7）体脂率：指身体脂肪组织在体重中所占百分比。相比体重指数等指标，对体脂肪的考察更快速准确，体脂过高或者过低，均会引起相应代谢或者功能性疾病。因此，体脂评价是体质和健康评价的重要指标之一。

（8）安静脉搏：安静状态下从人体表可触摸到的动脉搏动，与心率一致，是心血管系统功能的重要机能指标之一，安静脉搏可用于反映人体心血管系统的基本水平。作为最基本的生理指标之一，可用作运动中心率和恢复心率的参照指标。

（9）血压：指血管内流动的血液对血管侧壁的压强，一般测量肱动脉血压，是反映心血管功能的重要指标，尤其脉压差对反映血管伸缩弹性机能、进而提供人体生理过程的衰老状况有重要意义。

（10）肺活量：反映胸廓的发育水平、呼吸肌的力量、用力呼吸能力和体育锻炼的水平，肺活量的下降在一定程度表明呼吸机能衰退，并提示有呼吸系统疾病出现的可能。肺活量是大样本人群肺功能测定的常用指标。

（11）功率车二级负荷试验：是用于测量最大摄氧量、有效反映受试者心肺耐力的定量亚极量负荷试验，反映机体吸收、运送和利用氧气的能力，是人体进行长时间持续性活动的基础,是人体对抗疲劳和疲劳后恢复能力的体现。心肺耐力是独立且有力的全因死亡率的预测指标,是体质健康评价的核心指标。

(12)2分钟原地高抬腿:是国际上应用较成熟的评价老年人心肺耐力的指标,计算固定时间内重复动作的次数,同时也在一定程度反映下肢肌肉耐力。

(13)握力:握力指上肢肌群通过完成抓握动作体现肌肉力量,反映上肢肌肉力量水平。握力作为基本的力量指标,也能用于反映全身力量水平,在世界各国的体质测试中被广泛采用。

(14)背力:背力是测量腰背部肌肉的最大伸展力,反映躯干肌肉最大力量。躯干肌肉是"核心肌群"重要组成,核心区作为上下肢力量传递的中枢,对人体保持平衡,维持稳定起到非常重要的作用。

(15)立定跳远:立定跳远可以很好地反映出下肢爆发力和上下肢协调性的发展程度。立定跳远也反映了幼儿跳跃动作技能的发展情况。幼儿与学生 立定跳远能提供关于幼儿身体素质发展和动作技能学习的重要信息,是运动选材的一个重要指标。

(16)纵跳:纵跳是发挥下肢肌群最大爆发力,以达到最佳纵向起跳效果的技术动作。纵跳是以人体滞空时间计算高度,以反映下肢爆发力的身体素质指标。优秀的爆发力是跳跃和速度的基础,是健康生活的重要保障。

(17)俯卧撑(男)/跪卧撑(女):俯卧撑测试时需要利用上肢、胸部、腰腹部肌肉力量,连续进行俯卧撑的次数来反映肌肉耐力。在欧美、亚洲各国的体质测试中被广泛采用。俯卧撑的次数能够反映肌肉耐力,是评价身体素质的重要指标。

俯卧撑反映人体各部位肌肉之间的"工作"协调性,良好的上肢肌肉耐力能够保证更好的生活质量水平。

(18)1分钟仰卧起坐:1分钟仰卧起坐测试人体腰腹部肌肉力量及持续工作能力,是反映腰腹部肌肉耐力水平的重要指标。腰腹肌肉作为人体核心肌群的重要组成部分,在保证躯干的稳定性方面具有重要意义。良好的腹部肌肉耐力能够预防中心性肥胖的发生,维持更好的身体姿态,还能防止因腹部力量不足导致的非特异性下腰痛、腰椎间盘突出、骨盆前倾等问题。

(19)坐位体前屈:坐位体前屈是反映人体在静止状态下躯干、腰、髋、腿等关节、韧带和肌肉的柔韧性、伸展性及弹性的测试指标。柔韧性和肌肉延展性的提高可以大大降低我们在运动中和日常生活中受伤的风险,所以柔韧性素质的好坏直接关乎运动与健康生活的质量水平。

（20）双脚连续跳：双脚连续跳是反映幼儿协调和灵敏素质的指标。灵敏素质的好坏是反映幼儿对肢体控制能力的高低、大脑运动中枢与骨骼肌协同合作程度的体现，幼儿也是反映神经中枢系统发育情况的重要指标之一。双脚连续跳也能反映幼儿运动器官的机能水平和幼儿的认知发育水平。

（21）15 米绕障碍跑：15 米绕障碍跑测试（S 型绕行）中因设置更多障碍，能更好测试孩子在奔跑中绕行躲避障碍等情况，反映幼儿应对多变外界环境改变体位的灵敏素质。灵敏素质的好坏更是反映出其对肢体控制能力的高低，是大脑运动中枢与骨骼肌协同合作的体现，也是反映神经系统发育的重要指标之一。

（22）30 秒坐站：30 秒坐站用于测评老年人下肢肌肉力量，可帮助了解老年人身体功能和运动能力。对老年人下肢肌力进行早筛查、早干预，能够降低跌倒风险，改善老年人的日常生活质量。30 秒坐站也可作为老人失能初始阶段的预测指标之一。

（23）走平衡木：走平衡木是反映幼儿平衡能力的素质指标，可用于判定幼儿平衡能力的发育状况。平衡能力是完成日常生活中动作的先决条件，对幼儿走、跑、跳等动作技能的学习与发展至关重要。良好的平衡能力训练也有利于孩子身体协调能力、注意力、执行功能以及记忆力的发育与发展。

（24）闭眼单脚站立：闭眼单脚站立是通过测量人体在没有可视参照物的情况下，仅依靠大脑前庭器官的平衡感受器和全身肌肉的协调运动，来维持身体重心在单脚支撑面上的时间，以反映身体平衡能力和身体控制能力。发展平衡能力有利于提高运动器官的功能和前庭器官的机能，改善中枢神经系统对肌肉组织与内脏器官的调节功能，保证走、跑、跳等身体活动的顺利进行，提高适应复杂环境的能力和自我保护的能力，是人们健康、安全生活活动的基础和保证。闭眼单脚站立也是老年人跌倒风险的预测指标之一。

（25）选择反应时：选择反应时测试采用两种或两种以上的刺激，得到被试者对每一种刺激作出相应不同反应所需的时间，主要反映人体神经与肌肉系统的协调性和快速反应能力。良好反应能力能保证在面对突发状况或危险时迅速决策和行动，对于预防意外事故和受伤非常重要。选择反应时体现了神经系统敏捷能力，也是机体衰老程度的评价指标之一，有助于评估认知障碍风险。

1.3 科学健身指导

1.3.1 体质监测结果与科学健身指导的关联性

随着健康意识的提高,越来越多的人开始关注自己的体质状况,并通过体质监测来获取相关的健康信息。然而,如何解读这些监测结果,并据此制定合理的科学健身指导,成为许多人关注的问题。科学解读体质监测结果与科学健身指导,可以帮助大家更好地运用这些信息来提升自己的健康状况。

体质监测是通过一系列的生理、生化、形态等指标来评估个体的健康状况和体质水平。这些指标包括体重、身高、体脂率、血压、心率、肺活量、肌肉力量和耐力等。通过对这些指标的测量和分析,我们可以了解自己的体质特点,发现潜在的健康风险,并制定相应的健身计划。

在解读体质监测结果时,我们需要关注几个关键的方面。要理解各个指标的正常范围和健康标准。例如,体脂率过高可能增加心脏病和糖尿病的风险,而肌肉力量和耐力低下则可能影响到日常生活能力和运动性能。要分析指标的变化趋势,了解自己的体质发展和健康变化。例如,通过定期监测体重和体脂率,我们可以了解自己的减肥效果和脂肪分布情况。要将这些指标与个人的生活习惯和运动习惯相结合,找出可能的健康问题和改善的方向。

在制定科学健身指导时,我们需要根据体质监测结果来制定合理的运动计划,要选择适合自己的运动类型和强度。例如,对于肌肉力量较弱的人,可以增加力量训练的比例;而对于心肺功能较好的人,可以增加有氧运动的时间和强度。要设定合理的目标和计划,根据自己的体质水平和健康状况来制定减肥、增肌或提高运动能力的目标。同时,要保持持续性和规律性,制定切实可行的运动计划,并坚持下去。

在制定科学健身指导时,我们还可以参考一些权威的文献和研究成果。例如,世界卫生组织(WHO)发布的《全球身体活动行动计划 2020》指出,成年人每周应进行至少 150 分钟的中等强度有氧运动,或 75 分钟的高强度有氧运动,再加上两天的肌肉力量训练。国内外的多项研究表明,规律的体育运动可以显著改善人体的代谢水平、增强心肺功能、减少慢性疾病的风险,并对心理健康产生积极影响。

解读体质监测结果与科学健身指导的关联性是提升个体健康水平的重要环节。通过对体质监测结果的深入理解和科学健身指导的合理制定,我们可以更好地发挥运动在预防疾病、保持健康和提高生活质量方面的作用。希望大家能够充分利用这些信息,为自己的健康加油努力!

1.3.2　如何根据个人情况制定个性化的健身方案

随着人们对健康生活方式的追求日益增强,健身已成为越来越多人日常生活中不可或缺的一部分。然而,如何制定一个既符合个人需求又具有科学依据的健身方案,成为许多人关注的问题。

1.3.2.1　制定个性化健身方案的重要性

个性化的健身方案可以提高锻炼效果,避免运动损伤,也可以使健身者更容易坚持下去。研究发现,与标准化的健身方案相比,个性化的健身方案可以显著提高运动成绩和运动参与度(Miller et al.,2019)。个性化的健身方案还可以根据个人的生活方式、健康状况和健身目标进行调整,从而更好地满足个人需求。

1.3.2.2　制定个性化健身方案的科学依据

(1)文献支持:多项研究发现,个性化的健身方案可以提高运动效果(Miller et al.,2019;Kwon et al.,2020)。例如,Miller 等人在 2019 年的研究中指出,根据个体的身体特征和需求制定的健身方案,可以显著提高运动者的有氧耐力和肌肉力量。Kwon 等人在 2020 年的研究也发现,个性化的健身方案可以提高运动者的运动表现和健身水平。

(2)专业标准:国际健身领域的一些权威机构,如美国运动协会(ACSM)和欧洲健身协会(EFS),强调了制定个性化健身方案的重要性。ACSM 在其发布的指南中明确指出,健身方案应根据个体的健康状况、年龄、性别、健身目标和偏好进行制定(ACSM,2021)。EFS 也提出了类似建议,认为个性化的健身方案可以提高运动者的参与度和运动效果(EFS,2021)。

1.3.2.3　制定个性化健身方案的实施要点

(1)评估个人情况:在制定个性化健身方案之前,首先需要对个人的健康状况、年龄、性别、体重、身高、体脂比等进行全面评估。这可以帮助确定适合个人的运动类型、强度、频率和持续时间。

(2)设定明确的健身目标:个性化的健身方案应根据个人的健身目标进行制定。例如,对于减肥目标的人来说,运动方案应着重于有氧运动和力量训练;而对于提高肌肉力量的目标的人来说,则应着重于重量训练和高质量的蛋白质摄入。

(3)定期调整和监测:为了确保个性化健身方案的有效性,需要定期对方案进行调整和监测。例如,每两周对运动计划进行一次调整,以适应身体的变化和提高运动效果。同时,定期评估个人的健康状况和健身进展,以确保运动方案持续有效。

制定个性化健身方案对于提高运动效果和健身参与度具有重要意义。在制定方案时,应充分考虑个人的身体条件、生活方式和健身目标,并以权威文献和专业标准为依据。通过科学制定和调整个性化健身方案,助力更多人实现健康、美好的生活。

1.3.3 运动测试和评估的方法

运动测试和评估是体育科学、运动训练和健康促进领域的重要组成部分。精确的测试和评估方法不仅可以帮助运动员提高运动表现,也可以帮助普通人群了解自身的身体状况,制定合适的运动计划。

1.3.3.1 心肺耐力测试

心肺耐力是指测试身体心脏和肺部的功能,是运动能力的重要指标。心肺耐力测试可以通过跑步机测试、自行车测功仪测试、心肺运动试验(CPET)等方式进行。跑步机测试是一种常用的测试方法,可以根据被测试者的体重、年龄和性别等因素计算其心肺耐力指数。研究表明,跑步机测试与实际运动中的心肺功能密切相关(Ehrman et al. ,2013)。自行车测功仪测试是一种在固定自行车上进行的测试,可以通过测量氧气消耗和二氧化碳排出等生理指标来评估心肺功能(Balducci et al. ,2010)。CPET是一种更为全面的心肺耐力测试方法,可以通过检测运动过程中的心率、血压、氧气摄入量等指标来评估心肺功能(Wasserman et al. ,2005)。

1.3.3.2 肌肉力量和耐力测试

肌肉力量和耐力是运动表现的重要因素。肌肉力量测试可以通过握力测试、腿举测试等方式进行。握力测试是一种简单有效的肌肉力量测试方法,研究表明,握力与全身肌肉力量具有较高的相关性(Harris-Rivera et al. ,2006)。腿举测试是一种评估下肢肌肉力量的方法,可以通过测量最大举重量和重复次数来评估肌肉力量和耐力(Mair et al. ,2010)。肌肉耐力可以通过反复进行特定动作的方式进行测试,例如反复举起重物或进行长时间的有氧运动。

1.3.3.3 柔韧性测试

柔韧性是指身体关节的活动范围,对于预防运动损伤和提高运动表现具有重要意义。常用的柔韧性测试方法包括坐位体前屈测试、肩关节外展测试等。坐位体前屈测试是一种评估腰部和髋部柔韧性的方法,可以通过测量手部触及地面的距离来评估柔韧性(Behm et al. ,2004)。肩关节外展测试是一种评估肩部柔韧性的方法,可以通过测量手臂平举时与身体的夹角来评估柔韧性(Fry et al. ,2009)。

1.3.3.4　身体成分分析

身体成分分析是指评估身体组成成分的方法,包括脂肪、肌肉、骨骼等。常用的身体成分分析方法包括生物电阻抗分析(BIA)、双能 X 线吸收法(DEXA)和皮褶厚度测量等。BIA 是一种通过测量身体对电流的电阻来评估身体成分的方法,操作简单且无创(Reilly et al. ,2004)。DEXA 是一种通过测量身体对 X 射线的吸收来评估身体成分的方法,准确度高,但设备成本较高(Munoz et al. ,2010)。皮褶厚度测量是一种通过测量身体不同部位的皮褶厚度来评估脂肪分布的方法,操作简单但受主观因素影响较大(Lohman et al. ,1988)。

运动测试和评估的方法多种多样,需要根据测试目的和被测试者的具体情况选择合适的测试方法。同时,测试和评估过程中需要遵循科学原则和行业标准,确保测试结果的准确性和可靠性。

第二章 国民体质监测指标解析

2.1 身体形态

2.1.1 身高、体重等指标的测量与解读

国民体质监测是国家对全民体质健康水平进行系统调查、分析、评价和预警的重要手段,是推动全民健身计划、科学制定健身政策的重要依据。身高、体重、围度、体脂率作为衡量个体体质的重要指标,在国民体质监测中占据着举足轻重的地位。深入解析这些指标的定义、测量细则、要求、注意事项以及如何解读这些指标,为广大监测者和研究者提供参考。

2.1.1.1 身高

定义:身高是指一个人从脚底至头顶的直线距离,是反映人体生长发育水平的重要指标。

测量细则:测量时,被测者应空腹、脱鞋、只穿轻薄衣服,立于身高计固定板上,头部正直,眼睛平视前方,耳朵平行于地面,脚后跟并拢,尽量保证身体挺直。测量结果以厘米为单位,精确到小数点后一位。

要求:身高测量应符合国家标准,测量误差不应超过 0.5 厘米。

注意事项:测量身高前,应确保身高计的准确性,并对测量人员进行专业培训。

表2-1　男性幼儿身高评分表(单位:厘米)

等级	评分	3岁	3.5岁	4岁	4.5岁	5岁	5.5岁	6岁
不及格	10分	<92.1	<94.6	<98.1	<100.8	<104.3	<106.9	<108.8
	30分	92.1—93.1	94.6—95.5	98.1—99.1	100.8—101.8	104.3—105.4	106.9—108.1	108.8—110.1
	50分	93.2—95.7	95.6—98.2	99.2—101.9	101.9—104.7	105.5—108.4	108.2—111.3	110.2—113.6
	55分	95.8—97.2	98.3—99.8	102.0—103.6	104.8—106.4	108.5—110.1	111.4—113.1	113.7—115.6
及格	60分	97.3—98.4	99.9—101.0	103.7—104.8	106.5—107.7	110.2—111.5	113.2—114.6	115.7—117.3
	65分	98.5—99.4	101.1—102.1	104.9—106.0	107.8—108.9	111.6—112.8	114.7—116.0	117.4—118.7
	70分	99.5—100.4	102.2—103.1	106.1—107.1	109.0—110.0	112.9—113.9	116.1—117.2	118.8—120.1
	75分	100.5—101.5	103.2—104.3	107.2—108.2	110.1—111.2	114.0—115.2	117.3—118.5	120.2—121.5
良好	80分	101.6—102.8	104.4—105.6	108.3—109.6	111.3—112.5	115.3—116.6	118.6—120.0	121.6—123.1
	85分	102.9—104.5	105.7—107.3	109.7—111.3	112.6—114.3	116.7—118.3	120.1—121.8	123.2—125.1
优秀	90分	104.6—105.7	107.4—108.5	111.4—112.5	114.4—115.5	118.4—119.6	121.9—123.1	125.2—126.4
	95分	105.8—107.6	108.6—110.4	112.6—114.4	115.6—117.3	119.7—121.4	123.2—124.9	126.5—128.3
	100分	≥107.7	≥110.5	≥114.5	≥117.4	≥121.5	≥125.0	≥128.4

表2—2 女性幼儿身高评分表(单位:厘米)

等级	评分	3岁	3.5岁	4岁	4.5岁	5岁	5.5岁	6岁
不及格	10分	<91.0	<93.5	<97.3	<99.9	<103.4	<106.3	<108.0
	30分	91.0—91.9	93.5—94.5	97.3—98.3	99.9—100.9	103.4—104.5	106.3—107.4	108.0—109.2
	50分	92.0—94.5	94.6—97.3	98.4—101.1	101.0—103.7	104.6—107.4	107.5—110.4	109.3—112.6
	55分	94.6—96.0	97.4—98.9	101.2—102.7	103.8—105.4	107.5—109.1	110.5—112.2	112.7—114.6
	60分	96.1—97.2	99.0—100.1	102.8—104.0	105.5—106.6	109.2—110.5	112.3—113.6	114.7—116.2
及格	65分	97.3—98.2	100.2—101.2	104.1—105.1	106.7—107.8	110.6—111.7	113.7—114.8	116.3—117.6
	70分	98.3—99.2	101.3—102.2	105.2—106.2	107.9—108.9	111.8—112.8	114.9—116.0	117.7—119.0
	75分	99.3—100.3	102.3—103.4	106.3—107.3	109.0—110.0	112.9—114.0	116.1—117.3	119.1—120.4
良好	80分	100.4—101.6	103.5—104.7	107.4—108.6	110.1—111.4	114.1—115.4	117.4—118.7	120.5—122.0
	85分	101.7—103.3	104.8—106.5	108.7—110.4	111.5—113.1	115.5—117.2	118.8—120.5	122.1—124.1
优秀	90分	103.4—104.6	106.6—107.8	110.5—111.7	113.2—114.3	117.3—118.5	120.6—121.8	124.2—125.4
	95分	104.7—106.7	107.9—109.9	111.8—113.6	114.4—116.2	118.6—120.4	121.9—123.7	125.5—127.5
	100分	≥106.8	≥110.0	≥113.7	≥116.3	≥120.5	≥123.8	≥127.6

2.1.1.2 体重

定义:体重是指一个人的身体质量,是反映人体营养状况、评价健康状况的重要指标。

测量细则:测量时,被测者应空腹、只穿轻薄衣服,立于电子体重秤上,待体重秤稳定后读取数值。测量结果以千克为单位,精确到小数点后一位。

要求:体重测量应符合国家标准,测量误差不应超过 0.5 千克。

注意事项:测量体重前,应确保体重秤的准确性,并对测量人员进行专业培训。

2.1.1.3 围度

定义:围度是指人体各部位的周长,如胸围、腰围、臀围等,是反映人体形态特征的重要指标。

测量细则:测量时,被测者应穿着轻薄衣服,采用软尺贴合皮肤,测量部位要准确。例如,测量腰围时,软尺应位于耻骨上缘至肋骨下缘的最狭窄部位。测量结果以厘米为单位,精确到小数点后一位。

要求:围度测量应符合国家标准,测量误差不应超过 1 厘米。

注意事项:测量围度前,应确保软尺的准确性,并对测量人员进行专业培训。

2.1.1.4 体脂率

定义:体脂率是指人体内脂肪所占体重的百分比,是反映人体脂肪含量和分布状况的重要指标。

测量细则:测量时,被测者应穿着轻薄衣服,采用体脂秤或生物电阻抗分析仪等设备进行测量。设备会通过一定的原理计算出体脂率。测量结果以百分比为单位,精确到小数点后两位。

要求:体脂率测量应符合国家标准,测量误差不应超过 1%。

注意事项:测量体脂率前,应确保设备的准确性,并对测量人员进行专业培训。

表 2—3　男性幼儿 BMI 评分表(单位:千克/米²)

年龄	60分	100分	60分	20分
36 月	<13.4	13.4—18.4	18.5—20.0	≥20.1
37 月	<13.3	13.3—18.3	18.4—19.9	≥20.0
38 月	<13.3	13.3—18.3	18.4—19.9	≥20.0
39 月	<13.3	13.3—18.3	18.4—19.9	≥20.0
40 月	<13.2	13.2—18.2	18.3—19.9	≥20.0
41 月	<13.2	13.2—18.2	18.3—19.9	≥20.0
42 月	<13.2	13.2—18.2	18.3—19.8	≥19.9
43 月	<13.2	13.2—18.2	18.3—19.8	≥19.9
44 月	<13.1	13.1—18.2	18.3—19.8	≥19.9
45 月	<13.1	13.1—18.2	18.3—19.8	≥19.9
46 月	<13.1	13.1—18.2	18.3—19.8	≥19.9
47 月	<13.1	13.1—18.2	18.3—19.9	≥20.0
48 月	<13.1	13.1—18.2	18.3—19.9	≥20.0
49 月	<13.0	13.0—18.2	18.3—19.9	≥20.0
50 月	<13.0	13.0—18.2	18.3—19.9	≥20.0
51 月	<13.0	13.0—18.2	18.3—19.9	≥20.0
52 月	<13.0	13.0—18.2	18.3—19.9	≥20.0
53 月	<13.0	13.0—18.2	18.3—20.0	≥20.1
54 月	<13.0	13.0—18.2	18.3—20.0	≥20.1
55 月	<13.0	13.0—18.2	18.3—20.0	≥20.1
56 月	<12.9	12.9—18.2	18.3—20.1	≥20.2
57 月	<12.9	12.9—18.2	18.3—20.1	≥20.2
58 月	<12.9	12.9—18.3	18.4—20.2	≥20.3
59 月	<12.9	12.9—18.3	18.4—20.2	≥20.3
60 月	<12.9	12.9—18.3	18.4—20.3	≥20.4
61 月	<13.0	13.0—16.6	16.7—18.3	≥18.4
62 月	<13.0	13.0—16.6	16.7—18.3	≥18.4

年龄	60分	100分	60分	20分
63月	<13.0	13.0—16.7	16.8—18.3	≥18.4
64月	<13.0	13.0—16.7	16.8—18.3	≥18.4
65月	<13.0	13.0—16.7	16.8—18.3	≥18.4
66月	<13.0	13.0—16.7	16.8—18.4	≥18.5
67月	<13.0	13.0—16.7	16.8—18.4	≥18.5
68月	<13.0	13.0—16.7	16.8—18.4	≥18.5
69月	<13.0	13.0—16.7	16.8—18.4	≥18.5
70月	<13.0	13.0—16.7	16.8—18.5	≥18.6
71月	<13.0	13.0—16.7	16.8—18.5	≥18.6
6.0岁	≤13.4	13.5—16.3	16.4—17.6	≥17.7
6.5岁	≤13.8	13.9—16.6	16.7—18.0	≥18.1

表2-4　女性幼儿BMI评分表(单位:千克/米²)

年龄	60分	100分	60分	20分
36月	<13.1	13.1—18.4	18.5—20.3	≥20.4
37月	<13.1	13.1—18.4	18.5—20.3	≥20.4
38月	<13.0	13.0—18.4	18.5—20.3	≥20.4
39月	<13.0	13.0—18.4	18.5—20.3	≥20.4
40月	<13.0	13.0—18.4	18.5—20.3	≥20.4
41月	<13.0	13.0—18.4	18.5—20.4	≥20.5
42月	<12.9	12.9—18.4	18.5—20.4	≥20.5
43月	<12.9	12.9—18.4	18.5—20.4	≥20.5
44月	<12.9	12.9—18.5	18.6—20.4	≥20.5
45月	<12.9	12.9—18.5	18.6—20.5	≥20.6
46月	<12.9	12.9—18.5	18.6—20.5	≥20.6
47月	<12.8	12.8—18.5	18.6—20.5	≥20.6
48月	<12.8	12.8—18.5	18.6—20.6	≥20.7

年龄	60分	100分	60分	20分
49 月	<12.8	12.8—18.5	18.6—20.6	≥20.7
50 月	<12.8	12.8—18.6	18.7—20.7	≥20.8
51 月	<12.8	12.8—18.6	18.7—20.7	≥20.8
52 月	<12.8	12.8—18.6	18.7—20.7	≥20.8
53 月	<12.7	12.7—18.6	18.7—20.8	≥20.9
54 月	<12.7	12.7—18.7	18.8—20.8	≥20.9
55 月	<12.7	12.7—18.7	18.8—20.9	≥21.0
56 月	<12.7	12.7—18.7	18.8—20.9	≥21.0
57 月	<12.7	12.7—18.7	18.8—21.0	≥21.1
58 月	<12.7	12.7—18.8	18.9—21.0	≥21.1
59 月	<12.7	12.7—18.8	18.9—21.0	≥21.1
60 月	<12.7	12.7—18.8	18.9—21.1	≥21.2
61 月	<12.7	12.7—16.9	17.0—18.9	≥19.0
62 月	<12.7	12.7—16.9	17.0—18.9	≥19.0
63 月	<12.7	12.7—16.9	17.0—18.9	≥19.0
64 月	<12.7	12.7—16.9	17.0—18.9	≥19.0
65 月	<12.7	12.7—16.9	17.0—19.0	≥19.1
66 月	<12.7	12.7—16.9	17.0—19.0	≥19.1
67 月	<12.7	12.7—16.9	17.0—19.0	≥19.1
68 月	<12.7	12.7—17.0	17.1—19.1	≥19.2
69 月	<12.7	12.7—17.0	17.1—19.1	≥19.2
70 月	<12.7	12.7—17.0	17.1—19.1	≥19.2
71 月	<12.7	12.7—17.0	17.1—19.2	≥19.3
6.0 岁	≤13.1	13.2—16.1	16.2—17.4	≥17.5
6.5 岁	≤13.3	13.4—16.4	16.5—17.9	≥18.0

表 2—5　成年人 BMI 评分表(单位:千克/米²)

60 分	100 分	60 分	20 分
BMI<18.5	18.5≤BMI<24.0	24.0≤BMI<28.0	BMI≥28.0

表 2—6　男性成年人体脂率评分表(单位:%)

年龄组	60 分	100 分	60 分	20 分
20—24 岁	<10.3	10.3—17.2	17.3—28.6	>28.6
25—29 岁	<11.6	11.6—21.2	21.3—29.7	>29.7
30—34 岁	<12.2	12.2—23.3	23.4—30.1	>30.1
35—39 岁	<12.7	12.7—23.8	23.9—29.9	>29.9
40—44 岁	<13.3	13.3—23.9	24.0—29.7	>29.7
45—49 岁	<13.5	13.5—23.8	23.9—29.4	>29.4
50—54 岁	<13.6	13.6—23.6	23.7—29.3	>29.3
55—59 岁	<13.6	13.6—23.5	23.6—29.4	>29.4

表 2—7　女性成年人体脂率评分表(单位:%)

年龄组	60 分	100 分	60 分	20 分
20—24 岁	<14.3	14.3—23.9	24.0—31.6	>31.6
25—29 岁	<16.2	16.2—25.6	25.7—32.8	>32.8
30—34 岁	<17.9	17.9—27.4	27.5—34.0	>34.0
35—39 岁	<19.3	19.3—28.6	28.7—34.8	>34.8
40—44 岁	<20.6	20.6—29.5	29.6—35.2	>35.2
45—49 岁	<21.8	21.8—30.3	30.4—35.8	>35.8
50—54 岁	<22.3	22.3—31.1	31.2—36.6	>36.6
55—59 岁	<22.6	22.6—31.7	31.8—37.2	>37.2

表 2—8　老年人 BMI 评分表(单位:千克/米²)

40 分	100 分	60 分	20 分
BMI<18.5	18.5≤BMI<24.0	24.0≤BMI<28.0	BMI≥28.0

表 2-9　男性老年人体脂率评分表(单位:%)

年龄组	40 分	100 分	60 分	20 分
60—64 岁	<13.1	13.1—23.0	23.1—29.2	>29.2
65—69 岁	<13.0	13.0—22.7	22.8—29.2	>29.2
70—74 岁	<12.9	12.9—22.5	22.6—29.3	>29.3
75—79 岁	<12.3	12.3—22.3	22.4—29.5	>29.5

表 2-10　女性老年人体脂率评分表(单位:%)

年龄组	40 分	100 分	60 分	20 分
60—64 岁	<23.2	23.2—32.4	32.5—37.7	>37.7
65—69 岁	<23.3	23.3—32.8	32.9—38.0	>38.0
70—74 岁	<22.4	22.4—33.0	33.1—38.4	>38.4
75—79 岁	<21.3	21.3—32.7	32.8—38.3	>38.3

2.1.1.5　解读指标

(1) 身高、体重:通过身高、体重计算体质指数(BMI),评价被测者的体型和肥胖程度。BMI=体重(kg)/身高(m)^2*100。BMI:18.5 为偏瘦,18.5≤BMI<24 为正常,24≤BMI<28 为偏胖,BMI≥28 为肥胖。

(2) 围度:通过围度测量评价被测者的体型和脂肪分布状况。例如,腰围较大可能表示腹部脂肪较多,存在肥胖风险。

(3) 体脂率:通过体脂率测量评价被测者的脂肪含量和分布状况。体脂率过高表示脂肪含量过多,可能存在肥胖、心血管疾病等风险。

身高、体重、围度、体脂率作为国民体质监测的重要指标,对评价个体体质健康水平具有重要意义。准确测量这些指标,并解读其意义,有助于发现潜在的健康问题,为制定科学、个性化的健身计划提供依据。在进行监测时,应严格按照国家标准和操作规程进行,确保数据的准确性和可靠性。同时,广大民众也应关注自身这些指标的变化,养成良好的生活习惯,提高自身体质水平。

2.1.2　体型与健康关系探讨

近年来,随着我国经济的快速发展,人民生活水平的不断提高,健康问题日益受到广泛关注。国民体质监测作为一项重要的公共卫生工作,对于了解国民体质状况、预防疾病、促进健康具有重要意义。国民体质监测中体型与健康关系的探讨,为进一步提高国民健康水平提供理论支持。

2.1.2.1 体型与健康的关系

(1)肥胖与健康。

肥胖是现代社会面临的一个严重问题,它与许多慢性疾病的发生发展密切相关。研究发现,肥胖人群患高血压、糖尿病、冠心病、乳腺癌、结肠癌等疾病的概率明显高于正常人群。肥胖还可能导致心理健康问题,如自卑、焦虑、抑郁等。监测国民体质中的肥胖状况,对于预防慢性疾病和提高国民健康水平具有重要意义。

(2)瘦弱与健康。

瘦弱人群同样存在健康风险。瘦弱可能导致免疫力下降,容易感染疾病;瘦弱还与骨质疏松、贫血等疾病有关。对于瘦弱人群,应关注其饮食和生活方式,提高其体质水平,降低疾病风险。

(3)体型与心理健康。

体型不仅影响生理健康,还与心理健康密切相关。研究发现,良好的体型有助于提高自信心、增强社交能力,而不良的体型可能导致心理压力、社交障碍等问题。在国民体质监测中,关注体型状况对于提高国民心理健康水平具有重要意义。

2.1.2.2 国民体质监测中的体型指标

国民体质监测中,常用的体型指标包括体重、身高、腰围、臀围等。这些指标可以用来评估国民的肥胖、瘦弱等状况,从而为制定有针对性的健康管理措施提供依据。

国民体质监测中体型与健康关系的研究具有重要意义。通过深入探讨体型与健康的关系,我们可以更好地了解国民的健康状况,为预防疾病、提高国民健康水平提供理论支持。在此基础上,我们还应加强对国民的健康教育,倡导科学饮食、合理运动,提高国民的体质水平,从而实现健康中国的目标。

2.1.3 肥胖的判断标准及预防措施

2.1.3.1 肥胖的判断标准

体质指数(BMI):体质指数是评价肥胖程度最常用的指标之一。BMI 计算公式为体重(kg)除以身高(m)的平方。根据 BMI 值,可以将肥胖程度划分为以下几个等级。

偏瘦:BMI<18.5。

正常范围:18.5≤BMI<24.0。

轻度肥胖:24.0≤BMI<28.0。

肥胖:BMI≥28.0。

2.1.3.2 肥胖的预防措施

(1)合理膳食:均衡摄入蛋白质、脂肪、碳水化合物等营养素,减少高热量、高脂肪、高糖食物的摄入。增加蔬菜、水果、粗粮等富含纤维的食物摄入,有利于排便和降低体内脂肪积累。

(2)科学锻炼:坚持有氧运动和力量训练相结合的锻炼方式。有氧运动如快走、慢跑、游泳、骑车等,每次至少进行 30 分钟,每周累计达到 150 分钟。力量训练每周进行 2—3 次,针对全身主要肌肉群进行锻炼。

(3)规律作息:保持充足的睡眠,避免熬夜、失眠等不良作息。养成良好的作息习惯,有助于调节体内激素水平,降低肥胖风险。

(4)心理调适:保持积极心态,适当参加社交活动,释放压力。心理因素对肥胖的发生和发展具有重要作用,良好的心理状态有助于减肥和保持身体健康。

(5)定期监测:参加国民体质监测,及时了解自己的身体状况,有针对性地制定减肥计划。定期监测体重、腰围、臀围等指标,跟踪减肥效果。

肥胖是一个涉及多种因素的复杂疾病,需要综合运用多种方法进行预防和控制。通过科学膳食、锻炼、规律作息、心理调适和定期监测,降低肥胖风险,提高国民体质。

2.2 身体机能

2.2.1 国民体质监测五大指标的深度解析

国民体质监测作为衡量一个国家人民体质健康水平的重要手段,其监测结果的准确性至关重要。在国民体质监测中,安静脉搏、血压、肺活量、功率车二级负荷试验、2 分钟高抬腿测试是最常用的五大身体机能指标。

2.2.1.1 安静脉搏

定义:安静脉搏是指在安静状态下,每分钟心跳的次数。它反映了心脏功能和血液循环系统的健康水平。

测试要求:受测者在测试前至少休息 15 分钟,采取坐姿或站立姿,袖带绑在受测者的上臂,选择适当的大小以确保袖带紧密但不妨碍血液循环。

测试方法:使用电子血压计测量受测者的安静脉搏,测量时要求受测者保持放松,避免情绪波动。

注意事项:测试过程中,确保受测者舒适,避免紧张和焦虑,以免影响测试结果。

2.2.1.2 血压

定义:血压是指流动的血液对血管壁造成的侧压力。它是反映心血管功能的重要指标。

测试要求:受测者在测试前至少休息 20 分钟,采取坐姿,袖带绑在受测者的上臂,选择适当的大小以确保袖带紧密但不妨碍血液循环。

测试方法:使用电子血压计测量受测者的血压,测量时要求受测者保持放松,避免情绪波动。

注意事项:测试过程中,确保受测者舒适,避免紧张和焦虑,以免影响测试结果。测试人员在操作过程中要严格遵守操作规程。

2.2.1.3 肺活量

定义:肺活量是指在最大吸气后,尽力尽快呼气所能呼出的最大气量。它是衡量肺功能的重要指标。

测试要求:受测者年龄在 6－70 岁,测试前进行简单的热身活动,如快走或跑步。

测试方法:使用肺活量计进行测试。受测者深吸一口气,然后尽力呼出,仪器将自动计算出肺活量。

注意事项:测试过程中,受测者应尽量放松,避免紧张和焦虑,以确保测试结果准确。

表2-11 男性成年人肺活量评分表(单位:毫升)

等级	评分	20—24岁	25—29岁	30—34岁	35—39岁	40—44岁	45—49岁	50—54岁	55—59岁
不及格	10分	<2284	<2275	<2199	<2099	<1995	<1896	<1777	<1621
	30分	2284—2472	2275—2459	2199—2375	2099—2270	1995—2159	1896—2053	1777—1926	1621—1761
	50分	2473—2953	2460—2932	2376—2830	2271—2712	2160—2587	2054—2463	1927—2319	762—2137
	55分	2954—3233	2933—3207	2831—3096	2713—2971	2588—2838	2464—2704	2320—2553	2138—2366
及格	60分	3234—345	3208—3422	3097—3304	2972—3173	2839—3034	2705—2894	2554—2738	2367—2550
	65分	3452—3642	3423—361	3305—3487	3174—335	3035—3207	2895—3062	2739—2902	2551—2715
	70分	3643—3825	3612—3793	3488—3663	3352—3522	3208—3374	3063—3223	2903—3061	2716—2877
	75分	3826—4022	3794—3988	3664—3852	3523—3707	3375—3554	3224—3399	3062—3234	2878—3053
良好	80分	4023—4253	3989—4218	3853—4075	3708—3926	3555—3768	3400—3607	3235—3440	3054—3260
	85分	4254—456	4219—4524	4076—4374	3927—422	3769—4057	3608—3890	3441—3718	3261—3539
优秀	90分	4562—4782	4525—4744	4375—4589	4222—4433	4058—4267	3891—4095	3719—3920	3540—3741
	95分	4783—5126	4745—5088	4590—4927	4434—4768	4268—4599	4096—4420	3921—4239	3742—4058
	100分	≥5127	≥5089	≥4928	≥4769	≥4600	≥4421	≥4240	≥4059

表 2-12　女性成年人肺活量评分表（单位：毫升）

等级	评分	20—24 岁	25—29 岁	30—34 岁	35—39 岁	40—44 岁	45—49 岁	50—54 岁	55—59 岁
不及格	10 分	<1598	<1555	<1493	<1428	<1364	<1300	<1243	<1151
	30 分	1598—1710	1555—167	493—1610	1428—1545	364—1476	1300—1406	243—1343	1151—1246
	50 分	1711—2009	1672—1976	611—1919	1546—1853	1477—1775	407—1690	1344—1614	1247—1505
	55 分	2010—2189	1977—2159	920—2104	1854—2036	776—1953	1691—1861	1615—1780	506—1666
及格	60 分	2190—2332	2160—2304	2105—2249	2037—2181	1954—2095	862—1997	1781—1913	1667—1796
	65 分	2333—2460	2305—2433	2250—2379	2182—2310	2096—2220	1998—2119	914—2032	797—1913
	70 分	2461—2584	2434—2559	2380—2504	2311—2434	2221—2342	2120—2237	2033—2149	1914—2030
	75 分	2585—2720	2560—2695	2505—264	2435—2570	2343—2475	2238—2367	2150—2277	2031—2157
良好	80 分	2721—2886	2696—2860	2642—2804	2571—2731	2476—2634	2368—2523	2278—2432	2158—2310
	85 分	2887—3115	2861—3085	2805—3025	2732—2950	2635—2852	2524—2738	2433—2646	2311—2519
优秀	90 分	3116—3284	3086—3249	3026—3186	2951—3110	2853—301	2739—2896	2647—2803	2520—2672
	95 分	3285—3558	3250—3512	3187—3442	3111—3364	3012—3264	2897—3149	2804—3056	2673—2917
	100 分	≥3559	≥3513	≥3443	≥3365	≥3265	≥3150	≥3057	≥2918

表 2—13　**男性老年人肺活量评分表(单位:毫升)**

等级	评分	60—64 岁	65—69 岁	70—74 岁	75—79 岁
不及格	10 分	<1389	<1227	<1064	<941
	30 分	1389—1514	1227—1341	1064—1166	941—1032
	50 分	1515—1857	1342—1663	1167—1461	1033—1302
	55 分	1858—2073	1664—1873	1462—1659	1303—1488
及格	60 分	2074—2251	1874—2049	1660—1829	1489—1653
	65 分	2252—2414	2050—2215	1830—1993	1654—1814
	70 分	2415—2575	2216—2382	1994—2160	1815—1981
	75 分	2576—2750	2383—2561	2161—2340	1982—2160
良好	80 分	2751—2954	2562—2770	2341—2547	2161—2365
	85 分	2955—3226	2771—3044	2548—2816	2366—2630
优秀	90 分	3227—3420	3045—3237	2817—3004	2631—2813
	95 分	3421—3723	3238—3536	3005—3293	2814—3092
	100 分	≥3724	≥3537	≥3294	≥3093

表 2—14　**女性老年人肺活量评分表(单位:毫升)**

等级	评分	60—64 岁	65—69 岁	70—74 岁	75—79 岁
不及格	10 分	<996	<902	<819	<791
	30 分	996—1082	902—982	819—889	791—855
	50 分	1083—1320	983—1206	890—1091	856—1045
	55 分	1321—1470	1207—1351	1092—1225	1046—1173
及格	60 分	1471—1593	1352—1471	1226—1339	1174—1285
	65 分	1594—1705	1472—1584	1340—1448	1286—1393
	70 分	1706—1818	1585—1697	1449—1558	1394—1505
	75 分	1819—1940	1698—1819	1559—1678	1506—1628
良好	80 分	1941—2085	1820—1965	1679—1821	1629—1775
	85 分	2086—2281	1966—2160	1822—2014	1776—1975

等级	评分	60—64 岁	65—69 岁	70—74 岁	75—79 岁
优秀	90 分	2282—2424	2161—2301	2015—2154	1976—2121
	95 分	2425—2649	2302—2523	2155—2375	2122—2354
	100 分	≥2650	≥2524	≥2376	≥2355

2.2.1.4　功率车二级负荷试验

定义:功率车二级负荷试验是通过检测受测者在功率车上,以一定负荷骑行时的心率、呼吸频率等参数,评估其心肺功能和体力水平。

测试要求:受测者年龄在 15—59 岁,测试前进行简单的热身活动,如快走或跑步。

测试方法:受测者在功率车上以一定负荷骑行,同时监测其心率、呼吸频率等参数。

注意事项:测试过程中,确保受测者安全,避免紧张和焦虑,以免影响测试结果。测试人员在操作过程中要严格遵守操作规程。

表2—15　男性成年人功率车二级负荷试验评分表（单位：毫升/千克/分钟）

等级	评分	20—24岁	25—29岁	30—34岁	35—39岁	40—44岁	45—49岁	50—54岁	55—59岁
不及格	10分	<27.5	<27.2	<25.3	<23.9	<22.1	<21.3	<20.5	<19.9
	30分	27.5—29.5	27.2—29.0	25.3—27.0	23.9—25.5	22.1—23.7	21.3—22.7	20.5—21.7	19.9—21.0
	50分	29.6—34.9	29.1—34.1	27.1—31.6	25.6—29.9	23.8—28.2	22.8—27.0	21.8—25.3	21.1—24.4
	55分	35.0—38.3	34.2—37.2	31.7—34.4	30.0—32.6	28.3—31.0	27.1—29.6	25.4—27.7	24.5—26.6
	60分	38.4—41.0	37.3—39.8	34.5—36.6	32.7—34.7	31.1—33.3	29.7—31.7	278—29.6	26.7—28.4
及格	65分	41.1—43.5	39.9—42.1	36.7—38.6	34.8—36.6	33.4—35.3	31.8—33.7	29.7—31.4	28.5—30.2
	70分	43.6—45.9	42.2—44.3	38.7—40.6	36.7—38.5	35.4—37.2	33.8—35.6	31.5—33.2	30.3—319
	75分	46.0—48.5	44.4—46.8	40.7—42.8	38.6—40.6	37.3—39.4	35.7—37.8	33.3—35.2	32.0—34.0
良好	80分	48.6—51.6	46.9—50.0	42.9—45.5	40.7—43.2	39.5—42.2	37.9—40.6	35.3—37.8	34.1—36.6
	85分	51.7—55.9	50.1—54.4	45.6—49.5	43.3—47.0	42.3—46.3	40.7—44.6	37.9—41.7	36.7—40.4
	90分	56.0—59.0	54.5—57.7	49.6—52.5	47.1—50.0	46.4—49.5	44.7—47.8	41.8—44.7	40.5—43.4
优秀	95分	59.1—63.8	57.8—63.3	52.6—57.6	50.1—55	49.6—54.8	47.9—53.1	44.8—50.1	43.5—48.7
	100分	≥63.9	≥63.4	≥57.7	≥55.1	≥54.9	≥53.2	≥50.2	≥48.8

表2-16 女性成年人功率车二级负荷试验评分表(单位:毫升/千克/分钟)

等级	评分	20-24岁	25-29岁	30-34岁	35-39岁	40-44岁	45-49岁	50-54岁	55-59岁
不及格	10分	<26.7	<26.4	<24.7	<22.2	<20.9	<19.8	<18.2	<16.6
	30分	26.7-28.9	26.4-28.5	24.7-26.6	22.2-24.0	20.9-22.6	19.8-21.4	18.2-19.7	16.6-18.2
	50分	29.0-34.6	28.6-33.9	26.7-31.6	24.1-28.6	22.7-27.2	21.5-25.9	19.8-23.6	18.3-22.3
	55分	34.7-37.7	34.0-36.8	31.7-34.3	28.7-31.2	27.3-29.7	26.0-28.3	23.7-25.7	22.4-24.4
及格	60分	37.8-40.0	36.9-39.0	34.4-36.3	31.3-33.0	29.8-31.6	28.4-30.1	25.8-27.1	24.5-25.9
	65分	40.1-41.9	39.1-40.8	36.4-38.0	33.1-34.6	31.7-33.1	30.2-31.5	27.2-28.3	26.0-27.0
	70分	42.0-43.6	40.9-42.5	38.1-39.5	34.7-36.0	33.2-34.5	31.6-32.8	28.4-29.3	27.1-28.0
	75分	43.7-45.6	42.6-44.4	39.6-41.3	36.1-37.7	34.6-36.1	32.9-34.3	29.4-30.6	28.1-29.3
良好	80分	45.7-48.0	44.5-46.9	41.4-43.6	37.8-39.9	36.2-38.3	34.4-36.3	30.7-32.2	29.4-30.9
	85分	48.1-51.6	47.0-50.4	43.7-47.0	40.0-43.2	38.4-41.6	36.4-39.5	32.3-34.8	31.0-33.5
	90分	51.7-54.3	50.5-53.2	47.1-49.7	43.3-45.8	41.7-44.3	39.6-42.1	34.9-36.8	33.6-35.6
	95分	54.4-58.7	53.3-57.9	49.8-54.4	45.9-50.5	44.4-49.1	42.2-46.6	36.9-40.5	35.7-39.2
优秀	100分	≥58.8	≥58.0	≥54.4	≥50.6	≥49.2	≥46.7	≥40.6	≥39.3

2.2.1.5 2分钟高抬腿测试

定义:2分钟高抬腿测试是通过测量受测者在两分钟内完成的高抬腿次数,评估其耐力和体能水平。

测试要求:受测者年龄在6—17岁之间,测试前进行简单的热身活动,如快走或跑步。

测试方法:受测者在指定的测试场地内,双脚离地,尽量提高膝盖至接近胸部的高度,然后迅速放下,计数两分钟内完成的高抬腿次数。

注意事项:测试过程中,确保受测者安全,避免紧张和焦虑,以免影响测试结果。测试人员在操作过程中要严格遵守操作规程。

以上五大指标相互关联,从不同角度反映了受测者的体质健康水平。例如,安静脉搏和血压可以反映心血管系统的健康状况,肺活量反映肺功能,功率车二级负荷试验和2分钟高抬腿测试则分别反映心肺功能和体能水平。这些指标的综合分析,有助于全面评估受测者的体质状况,为制定科学的健身计划和干预措施提供依据。了解这些指标的定义、测试要求、测试方法及注意事项,有助于提高监测结果的准确性,为国民健康事业贡献力量。

表2—17 男性老年人2分钟原地高抬腿评分表(单位:次)

等级	评分	60—64岁	65—69岁	70—74岁	75—79岁
不及格	10分	<24	<23	<21	<19
	30分	24—25	23—24	21—22	19—20
	50分	26—32	25—31	23—29	21—26
	55分	33—37	32—36	30—33	27—30
及格	60分	38—41	37—40	34—37	31—34
	65分	42—46	41—44	38—41	35—37
	70分	47—50	45—48	42—45	38—41
	75分	51—55	49—53	46—49	42—45
良好	80分	56—61	54—59	50—55	46—51
	85分	62—70	60—68	56—64	52—59

续表

等级	评分	60—64 岁	65—69 岁	70—74 岁	75—79 岁
优秀	90 分	71—77	69—75	65—71	60—66
	95 分	78—88	76—87	72—83	67—78
	100 分	≥89	≥88	≥84	≥79

表 2—18　女性老年人 2 分钟原地高抬腿评分表(单位:次)

等级	评分	60—64 岁	65—69 岁	70—74 岁	75—79 岁
不及格	10 分	<24	<22	<20	<19
	30 分	24—26	22—24	20—22	19—20
	50 分	27—33	25—31	23—28	21—26
	55 分	34—39	32—36	29—33	27—30
及格	60 分	40—44	37—41	34—37	31—34
	65 分	45—49	42—45	38—41	35—38
	70 分	50—54	46—50	42—46	39—42
	75 分	55—60	51—56	47—51	43—46
良好	80 分	61—67	57—63	52—57	47—52
	85 分	68—77	64—72	58—66	53—61
优秀	90 分	78—85	73—80	67—74	62—68
	95 分	86—97	81—92	75—86	69—80
	100 分	≥98	≥93	≥87	≥81

2.2.2　解读身体机能的正常范围和老化现象

国民体质监测中,身体机能是衡量国民身体素质的重要指标之一。身体机能的正常范围和老化现象是国民体质监测的重要内容。

身体机能是指人体完成一系列生理活动的能力,包括心肺功能、肌肉力量、柔韧性、平衡能力等。在国民体质监测中,身体机能的正常范围是通过专业的测试仪器和方法进行评估的。例如,心肺功能可以通过运动平板测试仪进行评估,肌肉力量可以通过握力计、拉力计等设备进行测试,柔韧性可以通过坐位体前屈、肩关节外展等测试进行评估,平衡能力可以通过闭眼站立、坐姿平衡等测试进行评估。

随着年龄的增长,身体机能会逐渐下降,这是正常的老化现象。老化现象主要表现在心肺功能、肌肉力量、柔韧性和平衡能力等方面。心肺功能随着年龄的增长会出现下降，肌肉力量也会逐渐减弱，柔韧性会降低，平衡能力也会受到影响。这些老化现象会影响到人们的生活质量和健康水平，定期进行国民体质监测，了解自己的身体机能状况，对于预防疾病、延缓衰老具有重要意义。

在国民体质监测中，通过对身体机能正常范围和老化现象的解读，可以有针对性地制定科学的锻炼计划，坚持健康生活方式，提高身体素质，延缓衰老进程。同时，对于已经出现身体机能下降的人群，可以通过个性化的运动处方和生活方式指导，帮助他们改善身体机能，提高生活质量。

2.2.3　运动对提高身体机能的作用

运动可以增强心肺功能。心肺功能是指心脏和肺部的健康状态，是反映身体健康的重要指标。长期坚持适量的有氧运动，如跑步、游泳、骑车等，可以有效提高心肺功能，使心脏更强壮，肺部功能更健全。在国民体质监测中，心肺功能的测试一般采用跑步机测试或者心肺功能测试仪进行。监测结果显示，经常参加运动的人群心肺功能普遍较好。

运动可以增强肌肉力量和耐力。肌肉力量和耐力是反映人体基本运动能力的重要指标。通过进行适量的力量训练和耐力训练，如举重、俯卧撑、仰卧起坐等，可以有效提高肌肉力量和耐力。在国民体质监测中，肌肉力量和耐力的测试一般采用握力测试、俯卧撑测试、仰卧起坐测试等。监测结果显示，经常参加运动的人群肌肉力量和耐力普遍较强。

运动可以提高身体的柔韧性和协调性。柔韧性和协调性是反映人体运动能力的重要指标。通过进行适量的柔韧性训练和协调性训练，如瑜伽、太极、舞蹈等，可以有效提高身体的柔韧性和协调性。在国民体质监测中，柔韧性和协调性的测试一般采用坐位体前屈测试、闭眼立平衡测试等。监测结果显示，经常参加运动的人群身体的柔韧性和协调性普遍较好。

运动可以增强免疫力和抗压力能力。免疫力和抗压力能力是反映人体健康状态的重要指标。适量运动可以提高人体的免疫力，增强对疾病的抵抗力。同时，运动可以缓解压力，提高抗压力能力。在国民体质监测中，免疫力的测试一般采用血液检测等方法进行测试，抗压力能力的测试一般采用心理测试等方法进行测试。监测结果显示，经常参加运动的人群免疫力和抗压力能力普遍较强。

运动在国民体质监测中起着重要的作用。通过运动可以提高心肺功能、肌肉力量和耐力、柔韧性和协调性，增强免疫力和抗压力能力。我们应该积极参与运动,提高自身素质,为提高国民体质作出贡献。

2.3　身体素质

国民体质监测是一项系统性的、持续性的工作,旨在全面了解和评估我国国民体质现状及其变化规律,从而推动全民健身活动的开展,提高国民身体素质和健康水平。身体素质作为国民体质监测的重要内容,其内涵丰富、范畴广泛,对国民健康具有举足轻重的意义。

2.3.1　身体素质的概念、范畴、重要性

身体素质是指人体在运动过程中所表现出的基本能力,包括力量、速度、耐力、灵敏性、柔韧性等。它是人体形态、生理、心理等各方面因素的综合体现,反映了人体各器官、系统的功能状态和人体对外界环境的适应能力。

2.3.1.1　身体素质可分为以下几个范畴

(1)力量素质:指肌肉在收缩和舒张过程中产生的力量能力,包括最大力量、快速力量和耐力性力量等。

(2)速度素质:指人体在单位时间内完成运动的能力,包括反应速度、动作速度和位移速度等。

(3)耐力素质:指人体在长时间运动过程中,对抗疲劳的能力,包括心肺耐力和肌肉耐力等。

(4)灵敏素质:指人体在运动过程中,快速、准确地完成动作的能力,包括动态灵敏和静态灵敏等。

(5)柔韧性素质:指肌肉、肌腱和关节在不同程度拉伸下的能力,包括肌肉柔韧性和关节柔韧性等。

2.3.1.2　身体素质的重要性

(1)提高生活质量:良好的身体素质是保证人们正常生活、工作和学习的基础,有助于提高生活质量。

(2)预防疾病:身体素质好的人,其抵抗疾病的能力也较强,有助于降低患病风险。

(3)增强免疫功能:良好的身体素质有助于提高人体免疫功能,增强抵抗力。

(4)促进心理健康:身体素质的提高有助于释放压力,改善心理状态,促进心理健康。

(5)提高运动能力:良好的身体素质有助于提高运动表现,提高运动成绩。

(6)增强适应能力:身体素质好的人,更能适应各种环境变化,具有较强的抗压能力。

身体素质在国民体质监测中具有举足轻重的地位。提高国民身体素质,有助于推动我国全民健身事业的发展,提高国民健康水平,促进国家经济建设和社会发展。我国政府高度重视国民体质监测工作,不断完善体质监测体系,为广大人民群众提供科学、有效的健身指导,以期提高全民族的健康素质。

2.3.2 国民体质监测中身体素质十三大指标的深度解析

2.3.2.1 握力测试

健康意义:握力是反映上肢肌肉力量和身体综合素质的重要指标。握力的大小与日常生活中的抓握能力、精细动作能力密切相关,同时也是评估老年人跌倒风险和预测心血管疾病发病风险的重要参考指标。

测试细则:被测者站立,自然下垂手臂,用尽力气握住测力计的手柄,握力计显示的数值即为握力值。

测试要点:测试时,被测者要尽量放松,用手掌心向上的方式握住测力计手柄,握力计要与地面保持垂直。

注意事项:测试前要确保测力计准确度,避免因设备问题导致测试结果不准确;测试过程中要注意安全,避免因用力过猛导致手臂受伤。

表 2—19　男性幼儿握力评分表(单位:千克)

等级	评分	3 岁	3.5 岁	4 岁	4.5 岁	5 岁	5.5 岁	6 岁
不及格	10分	<1.6	<1.8	<2.1	<2.4	<2.7	<2.9	<3.2
	30分	1.6—1.7	1.8—2.0	2.1—2.3	2.4—2.7	2.7—3.0	2.9—3.4	3.2—3.7
	50分	1.8—2.3	2.1—2.7	2.4—3.2	2.8—3.7	3.1—4.2	3.5—4.8	3.8—5.4
	55分	2.4—2.8	2.8—3.2	3.3—3.8	3.8—4.4	4.3—5.0	4.9—5.6	5.5—6.3
及格	60分	2.9—3.1	3.3—3.7	3.9—4.3	4.5—5.0	5.1—5.7	5.7—6.4	6.4—7.1
	65分	3.2—3.5	3.8—4.1	4.4—4.8	5.1—5.5	5.8—6.2	6.5—7.0	7.2—7.8
	70分	3.6—3.9	4.2—4.6	4.9—5.3	5.6—6.1	6.3—6.8	7.1—7.6	7.9—8.5
	75分	4.0—4.4	4.7—5.1	5.4—5.9	6.2—6.6	6.9—7.4	7.7—8.3	8.6—9.2

续表

等级	评分	3岁	3.5岁	4岁	4.5岁	5岁	5.5岁	6岁
良好	80分	4.5－5.0	5.2－5.7	6.0－6.5	6.7－7.3	7.5－8.1	8.4－9.0	9.3－10.0
	85分	5.1－5.8	5.8－6.5	6.6－7.3	7.4－8.2	8.2－9.1	9.1－10.0	10.1－11.0
优秀	90分	5.9－6.4	6.6－7.1	7.4－7.9	8.3－8.8	9.2－9.7	10.1－10.7	11.1－11.7
	95分	6.5－7.3	7.2－8.0	8.0－8.9	8.9－9.8	9.8－10.7	10.8－11.7	11.8－12.7
	100分	≥7.4	≥8.1	≥9.0	≥9.9	≥10.8	≥11.8	≥12.8

表2－20 女性幼儿握力评分表(单位:千克)

等级	评分	3岁	3.5岁	4岁	4.5岁	5岁	5.5岁	6岁
不及格	10分	<1.5	<1.6	<1.9	<2.0	<2.2	<2.4	<2.8
	30分	1.5－1.6	1.6－1.7	1.9－2.0	2.0－2.2	2.2－2.5	2.4－2.7	2.8－3.2
	50分	1.7－2.1	1.8－2.3	2.1－2.8	2.3－3.1	2.6－3.5	2.8－3.9	3.3－4.5
	55分	2.2－2.4	2.4－2.8	2.9－3.3	3.2－3.7	3.6－4.2	4.0－4.6	4.6－5.4
及格	60分	2.5－2.8	2.9－3.2	3.4－3.8	3.8－4.2	4.3－4.8	4.7－5.3	5.5－6.0
	65分	2.9－3.1	3.3－3.6	3.9－4.3	4.3－4.7	4.9－5.4	5.4－5.8	6.1－6.7
	70分	3.2－3.5	3.7－4.0	4.4－4.7	4.8－5.2	5.5－5.9	5.9－6.4	6.8－7.3
	75分	3.6－3.9	4.1－4.4	4.8－5.2	5.3－5.7	6.0－6.5	6.5－7.0	7.4－7.9
良好	80分	4.0－4.5	4.5－5.0	5.3－5.8	5.8－6.4	6.6－7.2	7.1－7.8	8.0－8.7
	85分	4.6－5.2	5.1－5.7	5.9－6.7	6.5－7.2	7.3－8.1	7.9－8.7	8.8－9.7
优秀	90分	5.3－5.8	5.8－6.3	6.8－7.3	7.3－7.8	8.2－8.8	8.8－9.3	9.8－10.4
	95分	5.9－6.8	6.4－7.2	7.4－8.3	7.9－8.7	8.9－9.7	9.4－10.4	10.5－11.6
	100分	≥6.9	≥7.3	≥8.4	≥8.8	≥9.8	≥10.5	≥11.7

表2—21 男性成年人握力评分表(单位:千克)

等级	评分	20—24岁	25—29岁	30—34岁	35—39岁	40—44岁	45—49岁	50—54岁	55—59岁
不及格	10分	<29.0	<29.6	<29.9	<29.6	<29.3	<28.9	<28.1	<26.2
	30分	29.0—30.7	29.6—31.4	29.9—31.7	29.6—31.4	29.3—31.1	28.9—30.6	28.1—29.7	26.2—27.8
	50分	30.8—35.5	31.5—36.2	31.8—36.5	31.5—36.2	31.2—35.8	30.7—35.3	29.8—34.2	27.9—32.3
	55分	35.6—38.3	36.3—39.1	36.6—39.3	36.3—38.9	35.9—38.6	35.4—38.0	34.3—36.9	32.4—35.0
	60分	38.4—40.4	39.2—41.3	39.4—41.5	39.0—41.1	38.7—40.8	38.1—40.1	37.0—39.0	35.1—37.1
及格	65分	40.5—42.4	41.4—43.2	41.6—43.5	41.2—43.1	40.9—42.7	40.2—42.0	39.1—40.8	37.2—39.0
	70分	42.5—44.2	43.3—45.1	43.6—45.4	43.2—44.9	42.8—44.5	42.1—43.8	40.9—42.6	39.1—40.8
	75分	44.3—46.2	45.2—47.1	45.5—47.3	45.0—46.9	44.6—46.5	43.9—45.8	42.7—44.5	40.9—42.7
良好	80分	46.3—48.4	47.2—49.4	47.4—49.6	47.0—49.1	46.6—48.6	45.9—47.9	44.6—46.7	42.8—44.9
	85分	48.5—51.4	49.5—52.4	49.7—52.5	49.2—51.9	48.7—51.5	48.0—50.7	46.8—49.5	45.0—47.7
优秀	90分	51.5—53.5	52.5—54.4	52.6—54.6	52.0—53.9	51.6—53.4	50.8—52.6	49.6—51.4	47.8—49.6
	95分	53.6—56.6	54.5—57.6	54.7—57.7	54.0—56.9	53.5—56.3	52.7—55.5	51.5—54.4	49.7—52.6
	100分	≥56.7	≥57.7	≥57.8	≥57.0	≥56.4	≥55.6	≥54.5	≥52.7

表2-22　女性成年人握力评分表(单位:千克)

等级	评分	20—24岁	25—29岁	30—34岁	35—39岁	40—44岁	45—49岁	50—54岁	55—59岁
不及格	10分	<17.3	<17.3	<17.5	<17.6	<17.6	<17.4	<16.8	<16.0
	30分	17.3—18.3	17.3—18.3	17.5—18.6	17.6—18.6	17.6—18.7	17.4—18.5	16.8—17.8	16.0—17.1
	50分	18.4—21.1	18.4—21.2	18.7—21.5	18.7—21.7	18.8—21.8	18.6—21.5	17.9—20.7	17.2—20.0
及格	55分	21.2—22.9	21.3—22.9	21.6—23.3	21.8—23.5	21.9—23.7	21.6—23.3	20.8—22.4	20.1—21.8
	60分	23.0—24.3	23.0—24.3	23.4—24.7	23.6—24.9	23.8—25.1	23.4—24.7	22.5—23.8	21.9—23.2
	65分	24.4—25.6	24.4—25.6	24.8—26.0	25.0—26.2	25.2—26.4	24.8—26.0	23.9—25.1	23.3—24.4
	70分	25.7—26.9	25.7—26.9	26.1—27.3	26.3—27.5	26.5—27.7	26.1—27.3	25.2—26.3	24.5—25.6
	75分	27.0—28.3	27.0—28.2	27.4—28.6	27.6—28.8	27.8—29.0	27.4—28.6	26.4—27.6	25.7—26.9
良好	80分	28.4—29.9	28.3—29.8	28.7—30.2	28.9—30.4	29.1—30.5	28.7—30.1	27.7—29.1	27.0—28.4
	85分	30.0—32.0	29.9—31.9	30.3—32.2	30.5—32.4	30.6—32.5	30.2—32.1	29.2—31.1	28.5—30.5
	90分	32.1—33.4	32.0—33.3	32.3—33.7	32.5—33.8	32.6—33.9	32.2—33.5	31.2—32.5	30.6—31.9
优秀	95分	33.5—35.7	33.4—35.5	33.8—35.9	33.9—35.9	34.0—36.1	33.6—35.7	32.6—34.8	32.0—34.1
	100分	≥35.8	≥35.6	≥36.0	≥36.0	≥36.2	≥35.8	≥34.9	≥34.2

表 2—23　男性老年人握力评分表（单位：千克）

等级	评分	60—64 岁	65—69 岁	70—74 岁	75—79 岁
不及格	10 分	<22.8	<20.8	<18.3	<16.0
	30 分	22.8—24.5	20.8—22.5	18.3—20.0	16.0—17.5
	50 分	24.6—29.1	22.6—27.2	20.1—24.5	17.6—21.9
	55 分	29.2—31.8	27.3—30.0	24.6—27.2	22.0—24.6
及格	60 分	31.9—33.9	30.1—32.1	27.3—29.3	24.7—26.7
	65 分	34.0—35.8	32.2—34.0	29.4—31.2	26.8—28.6
	70 分	35.9—37.6	34.1—35.9	31.3—33.0	28.7—30.5
	75 分	37.7—39.5	36.0—37.8	33.1—35.0	30.6—32.4
良好	80 分	39.6—41.6	37.9—39.9	35.1—37.1	32.5—34.6
	85 分	41.7—44.3	40.0—42.7	37.2—39.9	34.7—37.5
优秀	90 分	44.4—46.1	42.8—44.5	40.0—41.8	37.6—39.4
	95 分	46.2—48.9	44.6—47.3	41.9—44.6	39.5—42.3
	100 分	≥49.0	≥47.4	≥44.7	≥42.4

表 2—24　女性老年人握力评分表（单位：千克）

等级	评分	60—64 岁	65—69 岁	70—74 岁	75—79 岁
不及格	10 分	<14.5	<13.4	<12.2	<11.5
	30 分	14.5—15.5	13.4—14.5	12.2—13.3	11.5—12.5
	50 分	15.6—18.5	14.6—17.6	13.4—16.3	12.6—15.6
	55 分	18.6—20.3	17.7—19.4	16.4—18.1	15.7—17.4
及格	60 分	20.4—21.7	19.5—20.8	18.2—19.5	17.5—18.8
	65 分	21.8—22.9	20.9—22.0	19.6—20.7	18.9—20.0
	70 分	23.0—24.0	22.1—23.2	20.8—21.9	20.1—21.2
	75 分	24.1—25.3	23.3—24.4	22.0—23.2	21.3—22.5
良好	80 分	25.4—26.7	24.5—25.9	23.3—24.6	22.6—24.1
	85 分	26.8—28.6	26.0—27.8	24.7—26.6	24.2—26.2

等级	评分	60—64 岁	65—69 岁	70—74 岁	75—79 岁
	90 分	28.7—30.0	27.9—29.2	26.7—28.0	26.3—27.7
优秀	95 分	30.1—32.1	29.3—31.3	28.1—30.3	27.8—30.2
	100 分	≥32.2	≥31.4	≥30.4	≥30.3

2.3.2.2　背力测试

健康意义:背力反映的是背部肌肉和躯干肌肉群的力量状况,同时也是衡量人体整体力量的重要指标。较强的背力有助于提高生活和工作中所需的力量,降低因背部肌肉力量不足导致的劳动能力下降。

测试细则:被测者站立,双手握住测力计手柄,测力计向下垂直,被测者用力向上拉,测力计显示的数值即为背力值。

测试要点:测试时,被测者要保持身体平衡,不要晃动,背部肌肉要用力而非单纯用手臂力量。

注意事项:测试前要确保测力计准确度,避免因设备问题导致测试结果不准确;测试过程中要注意安全,避免因用力过猛导致背部受伤。

2.3.2.3　立定跳远测试

健康意义:立定跳远是反映人体爆发力、下肢肌肉力量和身体协调能力的重要指标。较好的立定跳远成绩表明人体爆发力强,下肢肌肉力量好,反之则可能存在下肢肌肉力量不足或身体协调能力差的问题。

测试细则:被测者站立在起跳线后,双脚同时起跳,尽量向前跳远,测距仪器测量跳远距离。

测试要点:测试时,被测者要用尽全力向前跳,双脚同时落地。测试过程中要确保测量准确,避免因误差影响测试结果。

注意事项:测试前要检查测量仪器准确性,避免因设备问题导致测试结果不准确;测试过程中要注意安全,避免因跳远姿势不规范导致受伤。

表 2—25　男性幼儿立定跳远评分表（单位：厘米）

等级	评分	3 岁	3.5 岁	4 岁	4.5 岁	5 岁	5.5 岁	6 岁
不及格	10 分	<25	<28	<41	<49	<58	<64	<69
	30 分	25—26	28—31	41—44	49—52	58—61	64—67	69—72
	50 分	27—33	32—40	45—54	53—63	62—71	68—78	73—82
	55 分	34—39	41—47	55—60	64—69	72—78	79—84	83—88
及格	60 分	40—43	48—52	61—65	70—75	79—83	85—89	89—93
	65 分	44—48	53—57	66—70	76—79	84—87	90—94	94—98
	70 分	49—53	58—62	71—75	80—84	88—92	95—99	99—103
	75 分	54—58	63—68	76—80	85—88	93—96	100—103	104—107
良好	80 分	59—64	69—73	81—85	89—93	97—101	104—108	108—112
	85 分	65—71	74—80	86—91	94—98	102—107	109—113	113—118
优秀	90 分	72—76	81—84	92—95	99—102	108—110	114—117	119—122
	95 分	77—83	85—90	96—101	103—107	111—115	118—122	123—128
	100 分	≥84	≥91	≥102	≥108	≥116	≥123	≥129

表 2—26　女性幼儿立定跳远评分表（单位：厘米）

等级	评分	3 岁	3.5 岁	4 岁	4.5 岁	5 岁	5.5 岁	6 岁
不及格	10 分	<25	<29	<41	<47	<57	<63	<67
	30 分	25—26	29—31	41—43	47—50	57—60	63—66	67—69
	50 分	27—33	32—40	44—53	51—61	61—69	67—75	70—78
	55 分	34—38	41—46	54—59	62—67	70—74	76—81	79—83
及格	60 分	39—42	47—51	60—63	68—71	75—79	82—85	84—88
	65 分	43—47	52—56	64—68	72—75	80—83	86—89	89—92
	70 分	48—52	57—61	69—72	76—79	84—86	90—93	93—95
	75 分	53—57	62—65	73—76	80—83	87—90	94—97	96—99
良好	80 分	58—62	66—70	77—81	84—87	91—95	98—101	100—104
	85 分	63—69	71—76	82—87	88—93	96—100	102—106	105—110

续表

等级	评分	3 岁	3.5 岁	4 岁	4.5 岁	5 岁	5.5 岁	6 岁
优秀	90 分	70—74	77—80	88—91	94—96	101—104	107—110	111—114
	95 分	75—80	81—86	92—97	97—102	105—109	111—115	115—120
	100 分	≥81	≥87	≥98	≥103	≥110	≥116	≥121

2.3.2.4　纵跳测试

健康意义:纵跳是反映下肢肌肉爆发力和身体协调能力的重要指标。较好的纵跳成绩表明下肢肌肉爆发力强,身体协调能力好,反之则可能存在下肢肌肉力量不足或身体协调能力差的问题。

测试细则:被测者站立在起跳线后,用尽力气向前上方跳跃,测距仪器测量跳远距离。

测试要点:测试时,被测者要用尽全力向前上方跳,双脚同时离开地面。测试过程中要确保测量准确,避免因误差影响测试结果。

注意事项:测试前要检查测量仪器准确性,避免因设备问题导致测试结果不准确。测试过程中要注意安全,避免因跳远姿势不规范导致受伤。

表 2—27　男性成年人纵跳评分表(单位:厘米)

等级	评分	20—24 岁	25—29 岁	30—34 岁	35—39 岁	40—44 岁	45—49 岁
不及格	10 分	<22.5	<22.1	<21.5	<20.4	<18.7	<17.2
	30 分	22.5—23.9	22.1—23.5	21.5—22.9	20.4—21.7	18.7—19.9	17.2—18.4
	50 分	24.0—28.3	23.6—27.7	23.0—26.9	21.8—25.5	20.0—23.6	18.5—22.0
	55 分	28.4—31.1	27.8—30.3	27.0—29.3	25.6—27.9	23.7—25.9	22.1—24.2
及格	60 分	31.2—33.4	30.4—32.5	29.4—31.3	28.0—29.8	26.0—27.8	24.3—26.0
	65 分	33.5—35.6	32.6—34.5	31.4—33.1	29.9—31.5	27.9—29.5	26.1—27.6
	70 分	35.7—37.8	34.6—36.5	33.2—34.9	31.6—33.1	29.6—31.1	27.7—29.2
	75 分	37.9—40.2	36.6—38.6	35.0—36.9	33.2—35.0	31.2—32.9	29.3—30.9
良好	80 分	40.3—42.9	38.7—41.1	37.0—39.1	35.1—37.1	33.0—35.1	31.0—33.0
	85 分	43.0—46.4	41.2—44.4	39.2—42.2	37.2—40.1	35.2—38.0	33.1—35.9

等级	评分	20—24 岁	25—29 岁	30—34 岁	35—39 岁	40—44 岁	45—49 岁
优秀	90 分	46.5—48.9	44.5—46.8	42.3—44.5	40.2—42.2	38.1—40.2	36.0—38.0
	95 分	49.0—52.8	46.9—50.5	44.6—48.0	42.3—45.7	40.3—43.6	38.1—41.4
	100 分	≥52.9	≥50.6	≥48.1	≥45.8	≥43.7	≥41.5

表 2—28　女性成年人纵跳评分表(单位:厘米)

等级	评分	20—24 岁	25—29 岁	30—34 岁	35—39 岁	40—44 岁	45—49 岁
不及格	10 分	<15.9	<15.3	<14.7	<14.1	<13.3	<12.5
	30 分	15.9—16.7	15.3—16.1	14.7—15.5	14.1—14.9	13.3—14.1	12.5—13.3
	50 分	16.8—19.4	16.2—18.6	15.6—18.0	15.0—17.3	14.2—16.5	13.4—15.6
	55 分	19.5—21.1	18.7—20.2	18.1—19.5	17.4—18.8	16.6—18.0	15.7—17.1
及格	60 分	21.2—22.5	20.3—21.5	19.6—20.7	18.9—20.0	18.1—19.2	17.2—18.2
	65 分	22.6—23.8	21.6—22.7	20.8—21.9	20.1—21.1	19.3—20.3	18.3—19.3
	70 分	23.9—25.1	22.8—24.0	22.0—23.0	21.2—22.2	20.4—21.4	19.4—20.3
	75 分	25.2—26.5	24.1—25.3	23.1—24.3	22.3—23.5	21.5—22.5	20.4—21.5
良好	80 分	26.6—28.3	25.4—26.9	24.4—25.8	23.6—25.0	22.6—24.0	21.6—22.9
	85 分	28.4—30.7	27.0—29.2	25.9—28.0	25.1—27.0	24.1—26.0	23.0—24.9
优秀	90 分	30.8—32.5	29.3—30.9	28.1—29.6	27.1—28.6	26.1—27.5	25.0—26.4
	95 分	32.6—35.4	31.0—33.6	29.7—32.3	28.7—31.2	27.6—29.9	26.5—28.8
	100 分	≥35.5	≥33.7	≥32.4	≥31.3	≥30.0	≥28.9

2.3.2.5　俯卧撑/跪卧撑测试

健康意义:俯卧撑/跪卧撑是反映全身肌肉力量,特别是上肢、躯干和腹部肌肉力量的重要指标。较强的俯卧撑/跪卧撑能力表明全身肌肉力量较好,上肢、躯干和腹部肌肉力量均衡发展,反之则可能存在肌肉力量不足的问题。

测试细则:被测者以俯卧撑姿势开始,双手撑地,身体挺直,尽量多做俯卧撑。以完成俯卧撑的数量作为评价指标。

测试要点:测试时,被测者要保持身体挺直,避免晃动,上肢、躯干和腹部肌肉要用力。

注意事项:测试前要确保场地安全,避免因地面不平导致受伤;测试过程中要注意安全,避免因用力过猛导致肌肉或关节受伤。

表 2—29　男性成年人俯卧撑评分表(单位:次)

等级	评分	20—24 岁	25—29 岁	30—34 岁	35—39 岁	40—44 岁	45—49 岁	50—54 岁	55—59 岁
不及格	10分	<5	<5	<5	<5	<4	<4	<3	<3
	30分	5—6	5	5	5	4	4	3	3
	50分	7—11	6—10	6—9	6—9	5—8	5—7	4—6	4—5
	55分	12—14	11—13	10—12	10—12	9—11	8—10	7—8	6—7
及格	60分	15—17	14—16	13—15	13—14	12—13	11—12	9—10	8—9
	65分	18—20	17—18	16—17	15—16	14—15	13—14	11—12	10—11
	70分	21—22	19—21	18—20	17—19	16—18	15—16	13—14	12—13
	75分	23—25	22—24	21—22	20—21	19—20	17—19	15—17	14—15
良好	80分	26—29	25—27	23—26	22—25	21—23	20—22	18—19	16—17
	85分	30—34	28—32	27—30	26—29	24—28	23—26	20—23	18—21
优秀	90分	35—38	33—36	31—34	30—33	29—31	27—29	24—26	22—24
	95分	39—44	37—41	35—39	34—38	32—37	30—34	27—31	25—28
	100分	≥45	≥42	≥40	≥39	≥38	≥35	≥32	≥29

表 2—30　女性成年人跪卧撑评分表(单位:次)

等级	评分	20—24 岁	25—29 岁	30—34 岁	35—39 岁	40—44 岁	45—49 岁	50—54 岁	55—59 岁
不及格	10分	<3	<3	<3	<3	<3	<3	<2	<2
	30分	3	3	3	3	3	3	2	2
	50分	4—7	4—7	4—7	4—7	4—7	4—6	3—5	3—5
	55分	8—10	8—10	8—10	8—10	8—9	7—9	6—8	6—7
及格	60分	11—12	11—12	11—12	11—12	10—12	10—11	9—10	8—9
	65分	13—15	13—15	13—15	13—15	13—14	12—14	11—12	10—11
	70分	16—18	16—18	16—17	16—17	15—17	15—16	13—15	12—13
	75分	19—20	18—20	18—20	18—20	18—20	17—19	16—18	14—16
良好	80分	21—24	21—23	21—23	21—23	21—23	20—23	19—21	17—19
	85分	25—28	24—28	24—28	24—28	24—28	24—27	22—26	20—24

等级	评分	20—24岁	25—29岁	30—34岁	35—39岁	40—44岁	45—49岁	50—54岁	55—59岁
优秀	90分	29—32	29—31	29—31	29—31	29—31	28—31	27—29	25—27
	95分	33—37	32—36	32—36	32—36	32—36	32—36	30—35	28—33
	100分	≥38	≥37	≥37	≥37	≥37	≥37	≥36	≥34

2.3.2.6 1分钟仰卧起坐测试

健康意义:1分钟仰卧起坐是反映腹部肌肉力量和耐力的重要指标。较强的1分钟仰卧起坐能力表明腹部肌肉力量好,耐力强,反之则可能存在腹部肌肉力量不足或耐力差的问题。

测试细则:被测者仰卧,双脚弯曲,双手放在耳朵旁边,用尽力气坐起,然后躺下,记录1分钟内完成的次数。

测试要点:测试时,被测者要保持身体挺直,避免晃动,腹部肌肉要用力。每完成一次坐起躺下计一次次数。

注意事项:测试前要确保场地安全,避免因地面不平导致受伤;测试过程中要注意安全,避免因用力过猛导致肌肉或关节受伤。

表2—31 男性成年人1分钟仰卧起坐评分表(单位:次/分)

等级	评分	20—24岁	25—29岁	30—34岁	35—39岁	40—44岁	45—49岁	50—54岁	55—59岁
不及格	10分	<10	<10	<9	<8	<8	<6	<5	<4
	30分	10—11	10—11	9—10	8—9	8	6—7	5—6	4
	50分	12—17	12—16	11—15	10—14	9—13	8—11	7—10	5—8
	55分	18—20	17—19	16—18	15—17	14—15	12—14	11—12	9—10
及格	60分	21—22	20—21	19—20	18—19	16—17	15—16	13—14	11—12
	65分	23—25	22—23	21—22	20—21	18—19	17	15	13—14
	70分	26—27	24—25	23—24	22—23	20—21	18—19	16—17	15
	75分	28—29	26—27	25—26	24—25	22—23	20—21	18—19	16—17
良好	80分	30—32	28—30	27—28	26—27	24—25	22—23	20—21	18—19
	85分	33—35	31—33	29—32	28—30	26—28	24—26	22—24	20—22

等级	评分	20—24岁	25—29岁	30—34岁	35—39岁	40—44岁	45—49岁	50—54岁	55—59岁
优秀	90分	36—38	34—36	33—34	31—32	29—31	27—28	25—26	23—24
	95分	39—42	37—40	35—38	33—36	32—34	29—32	27—29	25—27
	100分	≥43	≥41	≥39	≥37	≥35	≥33	≥30	≥28

表2—32　女性成年人1分钟仰卧起坐评分表(单位:次/分)

等级	评分	20—24岁	25—29岁	30—34岁	35—39岁	40—44岁	45—49岁	50—54岁	55—59岁
不及格	10分	<7	<6	<5	<5	<4	<3	<3	<2
	30分	7—8	6—7	5—6	5	4—5	3—4	5—7	3—2
	50分	9—13	8—11	7—10	6—9	6—8	3—5	3—4	2
	55分	14—16	12—14	11—12	10—12	9—11	8—9	6—7	5—6
及格	60分	17—18	15—16	13—14	13—14	12—13	10—11	8—9	7—8
	65分	19—20	17—18	15—16	15—16	14—15	12—13	10—11	9
	70分	21—22	19—20	17—18	17—18	16—17	14—15	12—13	10—11
	75分	23—24	21—22	19—20	19—20	18—19	16—17	14—15	12—13
良好	80分	25—27	23—24	21—22	21—22	20—21	18—19	16—17	14—15
	85分	28—30	25—27	23—25	23—25	22—24	20—22	18—20	16—18
优秀	90分	31—33	34—36	28—29	26—28	26—27	25—26	23—24	21—22
	95分	30—32	29—31	28—30	27—29	25—27	23—25	21—23	19—20
	100分	≥37	≥33	≥32	≥31	≥30	≥28	≥26	≥24

2.3.2.7　坐位体前屈

健康意义:坐位体前屈是反映人体柔韧性的指标,柔韧性好的人,关节的活动范围大,能够降低运动损伤的风险,同时也有利于内脏器官的健康。

测试细则:受试者坐在地面上,脚跟并拢,掌心向下,用手指尽量触及脚尖。

测试要点:测试时,要尽量放松身体,不要用力过猛,以免拉伤肌肉。

注意事项:测试前,要进行适当的热身,增加关节的灵活性;测试过程中,要注意安全,避免肌肉拉伤。

表 2-33 男性幼儿坐位体前屈评分表(单位:厘米)

等级	评分	3 岁	3.5 岁	4 岁	4.5 岁	5 岁	5.5 岁	6 岁
不及格	10分	<0.7	<0.6	<0.1	<-0.6	<-1.4	<-2.1	<-2.8
	30分	0.7-2.0	0.6-2.0	0.1-1.5	-0.6-0.8	-1.4-0.1	-2.1-0.6	-2.8-1.2
	50分	2.1-5.2	2.1-5.2	1.6-4.9	0.9-4.3	0.2-3.6	-0.5-3.1	-1.1-2.5
	55分	5.3-6.9	5.3-7.0	5.0-6.6	4.4-6.1	3.7-5.5	3.2-5.0	2.6-4.5
及格	60分	7.0-8.2	7.1-8.3	6.7-8.0	6.2-7.5	5.6-6.9	5.1-6.5	4.6-6.0
	65分	8.3-9.3	8.4-9.4	8.1-9.1	7.6-8.7	7.0-8.1	6.6-7.7	6.1-7.3
	70分	9.4-10.3	9.5-10.5	9.2-10.3	8.8-9.8	8.2-9.3	7.8-9.0	7.4-8.5
	75分	10.4-11.4	10.6-11.6	10.4-11.4	9.9-11.0	9.4-10.5	9.1-10.2	8.6-9.8
良好	80分	11.5-12.7	11.7-12.9	11.5-12.8	11.1-12.4	10.6-11.9	10.3-11.7	9.9-11.3
	85分	12.8-14.4	13.0-14.6	12.9-14.5	12.5-14.2	12.0-13.8	11.8-13.6	11.4-13.3
优秀	90分	14.5-15.6	14.7-15.9	14.6-15.8	14.3-15.5	13.9-15.2	13.7-15.0	13.4-14.8
	95分	15.7-17.6	16.0-17.9	15.9-17.9	15.6-17.7	15.3-17.4	15.1-17.3	14.9-17.1
	100分	≥17.7	≥18.0	≥18.0	≥17.8	≥17.5	≥17.4	≥17.2

表 2-34 女性幼儿坐位体前屈评分表(单位:厘米)

等级	评分	3 岁	3.5 岁	4 岁	4.5 岁	5 岁	5.5 岁	6 岁
不及格	10分	<1.7	<2.0	<2.2	<2.0	<1.8	<1.5	<1.0
	30分	1.7-3.0	2.0-3.3	2.2-3.5	2.0-3.4	1.8-3.2	1.5-3.0	1.0-2.5
	50分	3.1-6.2	3.4-6.5	3.6-6.7	3.5-6.7	3.3-6.6	3.1-6.5	2.6-6.2
	55分	6.3-7.9	6.6-8.2	6.8-8.4	6.8-8.5	6.7-8.4	6.6-8.4	6.3-8.1
及格	60分	8.0-9.1	8.3-9.5	8.5-9.7	8.6-9.8	8.5-9.8	8.5-9.8	8.2-9.6
	65分	9.2-10.2	9.6-10.6	9.8-10.8	9.9-10.9	9.9-11.0	9.9-11.0	9.7-10.9
	70分	10.3-11.3	10.7-11.6	10.9-11.9	11.0-12.0	11.1-12.1	11.1-12.2	11.0-12.1
	75分	11.4-12.4	11.7-12.8	12.0-13.0	12.1-13.1	12.2-13.3	123-13.4	12.2-13.4
良好	80分	12.5-13.6	12.9-14.0	13.1-14.3	13.2-14.5	13.4-14.6	13.5-14.8	13.5-14.8
	85分	13.7-15.3	14.1-15.7	14.4-16.0	14.6-16.2	14.7-16.4	14.9-16.6	14.9-16.8

续表

等级	评分	3岁	3.5岁	4岁	4.5岁	5岁	5.5岁	6岁
优秀	90分	15.4—16.5	15.8—16.9	16.1—17.3	16.3—17.5	16.5—17.7	16.7—18.0	16.9—18.2
	95分	16.6—18.5	17.0—18.9	17.4—19.3	17.6—19.5	17.8—19.8	18.1—20.2	18.3—20.4
	100分	≥18.6	≥19.0	≥19.4	≥19.6	≥19.9	≥20.3	≥20.5

表2-35 男性成年人坐位体前屈评分表（单位：厘米）

等级	评分	20—24岁	25—29岁	30—34岁	35—39岁	40—44岁	45—49岁	50—54岁	55—59岁
不及格	10分	<-8.9	<-10.3	<-11.2	<-11.5	<-11.4	<-11.6	<-12.1	<-13.0
	30分	-8.9--6.5	-10.3--7.9	-11.2--8.8	-11.5--9.	-11.4--9.0	-11.6--9.2	-12.1--9.7	13.0-10.6
	50分	-6.4--0.8	-7.8--2.2	-8.7--3.1	-9.0--3.3	-8.9--3.3	-9.1--3.4	9.6--4.0	-10.5--4.8
	55分	-0.7-2.2	-2.1--0.8	-3.0--0.1	-3.2--0.3	-3.2--0.3	-3.3--0.4	-3.9--0.9	-4.7--1.8
及格	60分	2.3-4.4	0.9-3.0	0.0-2.2	-0.2-1.9	-0.2--2.0	-0.3-1.8	-0.8-1.3	-1.7--0.4
	65分	4.5-6.4	3.1-5.0	2.3-4.2	2.0-3.9	2.1-3.9	1.9-3.8	1.4-3.3	0.5-2.4
	70分	6.5-8.3	5.1-6.9	4.3-6.1	4.0-5.8	4.0-5.8	3.9-5.7	3.4-5.2	2.5-4.3
	75分	8.4-10.2	7.0-8.9	6.2-8.0	5.9-7.8	5.9-7.8	5.8-7.7	5.3-7.2	4.4-6.3
良好	80分	10.3-12.5	9.0-11.1	8.1-10.3	7.9-10.0	7.9-10.1	7.8-9.9	7.3-9.4	6.4-8.6
	85分	12.6-15.5	11.2-14.1	10.4-13.3	10.1-13.0	10.2-13.1	10-12.9	9.5-12.4	8.7-11.6
	90分	15.6-17.7	14.2-16.3	13.4-15.5	13.1-15.2	13.2-15.3	13-15.1	12.5-14.6	11.7-13.8
优秀	95分	17.8-21.2	16.4-19.8	15.6-19.0	15.3-18.7	15.4-18.8	15.2-18.7	14.7-18.2	13.9-17.3
	100分	≥21.3	≥19.9	≥19.1	≥18.8	≥18.9	≥18.8	≥18.3	≥17.4

表 2-36 女性成年人坐位体前屈评分表（单位：厘米）

等级	评分	20—24 岁	25—29 岁	30—34 岁	35—39 岁	40—44 岁	45—49 岁	50—54 岁	55—59 岁
不及格	10分	<-4.3	<-5.5	<-6.5	<-7.0	<-7.0	<-7.0	<-7.0	<-7.4
不及格	30分	-4.3—-2.0	-5.5—-3.2	-6.5—-4.2	-7.0—-4.7	-7.0—-4.7	-7.0—-4.7	-7.0—-4.7	-7.4—-5.0
不及格	50分	-1.9—-3.4	-3.1—-2.3	-4.1—-1.3	-4.6—0.8	-4.6—0.8	-4.6—0.8	-4.6—0.9	-4.9—0.6
及格	55分	3.5—6.3	2.4—5.1	1.4—4.2	0.9—3.7	0.9—3.7	0.9—3.7	1.0—3.8	0.7—3.6
及格	60分	6.4—8.4	5.2—7.3	4.3—6.3	3.8—5.8	3.8—5.9	3.8—5.9	3.9—6.1	3.7—5.9
及格	65分	8.5—10.3	7.4—9.2	6.4—8.2	5.9—7.7	6.0—7.8	6.0—7.8	6.2—8.0	6.0—7.8
及格	70分	10.4—12.1	9.3—11.0	8.3—10.0	7.8—9.5	7.9—9.6	7.9—9.7	8.1—9.8	7.9—9.7
良好	75分	12.2—14.0	11.1—12.9	10.1—11.9	9.6—11.4	9.7—11.5	9.8—11.6	9.9—11.8	9.8—11.6
良好	80分	14.1—16.1	13.0—15.0	12.0—14.1	11.5—13.6	11.6—13.7	11.7—13.8	11.9—14.0	11.7—13.9
良好	85分	16.2—19.0	15.1—17.9	14.2—16.9	13.7—16.5	13.8—16.5	13.9—16.7	14.1—16.9	14.0—16.9
优秀	90分	19.1—21.1	18.0—20.0	17.0—19.0	16.6—18.6	16.6—18.6	16.8—18.8	17.0—19.1	17.0—19.0
优秀	95分	21.2—24.4	20.1—23.4	19.1—22.4	18.7—21.9	18.7—22.0	18.9—22.2	19.2—22.5	19.1—22.5
优秀	100分	≥24.5	≥23.5	≥22.5	≥22.0	≥22.1	≥22.3	≥22.6	≥22.6

表 2-37　男性老年人坐位体前屈评分表（单位：厘米）

等级	评分	60-64 岁	65-69 岁	70-74 岁	75-79 岁
不及格	10 分	<-14.0	<-14.9	<-15.9	<-16.9
	30 分	-14.0--11.6	-14.9--12.5	-15.9--13.5	-16.9--14.5
	50 分	-11.5--5.8	-12.4--6.7	-13.4--7.8	-14.4--8.7
	55 分	-5.7--2.8	-6.6--3.7	-7.7--4.8	-8.6--5.7
及格	60 分	-2.7--0.6	-3.6--1.5	-4.7--2.5	-5.6--3.4
	65 分	-0.5-1.4	-1.4-0.5	-2.4--0.5	-3.3--1.5
	70 分	1.5-3.3	0.6-2.4	-0.4-1.4	-1.4-0.4
	75 分	3.4-5.3	2.5-4.4	1.5-3.4	0.5-2.4
良好	80 分	5.4-7.6	4.5-6.7	3.5-5.7	2.5-4.7
	85 分	7.7-10.6	6.8-9.7	5.8-8.7	4.8-7.7
优秀	90 分	10.7-12.8	9.8-11.9	8.8-10.9	7.8-9.9
	95 分	12.9-16.3	12.0-15.4	11.0-14.4	10.0-13.5
	100 分	≥16.4	≥15.5	≥14.5	≥13.6

表 2-38　女性老年人坐位体前屈评分表（单位：厘米）

等级	评分	60-64 岁	65-69 岁	70-74 岁	75-79 岁
不及格	10 分	<-8.3	<-9.3	<-10.9	<-12.7
	30 分	-8.3-5.9	-9.3-6.9	-10.9-8.5	-12.7-10.3
	50 分	-5.8-0.2	-6.8-1.1	-8.4-2.7	-10.2-4.6
	55 分	-0.1-2.8	-1.0-1.9	-2.6-0.3	4.5--1.6
及格	60 分	2.9-5.1	2.0-4.2	0.4-2.6	-1.5-0.7
	65 分	5.2-7.1	4.3-6.2	2.7-4.6	0.8-2.7
	70 分	7.2-9.0	6.3-8.1	4.7-6.5	2.8-4.5
	75 分	9.1-11.0	8.2-10.1	6.6-8.5	4.6-6.5
良好	80 分	11.1-13.2	10.2-12.4	8.6-10.7	6.6-8.8
	85 分	13.3-16.2	12.5-15.4	10.8-13.8	8.9-11.8

等级	评分	60—64 岁	65—69 岁	70—74 岁	75—79 岁
优秀	90分	16.3—18.4	15.5—17.6	13.9—16.0	11.9—14.0
	95分	18.5—22.0	17.7—21.2	16.1—19.5	14.1—17.5
	100分	≥22.1	≥21.3	≥19.6	≥17.6

2.3.2.8 双脚连续跳

健康意义:双脚连续跳是反映人体协调性和心肺功能的指标,协调性好、心肺功能强大的人,双脚连续跳的次数会更多。

测试细则:受试者在一定距离内(一般为直线距离),用双脚连续跳跃,记录跳跃的次数。

测试要点:测试时,要注意保持身体平衡,避免摔倒;跳跃时,要用前脚掌着地,以增加弹跳力。

注意事项:测试前,要进行适当的热身,增加关节的灵活性和肌肉的弹性;测试过程中,要注意安全,避免摔倒。

表 2—39 男性幼儿双脚连续跳评分表(单位:秒)

等级	评分	3 岁	3.5 岁	4 岁	4.5 岁	5 岁	5.5 岁	6 岁
不及格	10分	>19.8	>17.4	>14.1	>12.5	>10.9	>10.3	>9.3
	30分	19.8—18.4	174—16.0	14.1—13.1	12.5—11.6	10.9—10.2	10.3—9.5	9.3—8.7
	50分	18.3—14.7	15.9—12.7	13.0—10.7	11.5—9.4	10.1—8.4	9.4—7.8	8.6—74
	55分	14.6—12.8	12,6—11.0	10.6—9.4	9.3—8.3	8.3—7.6	7.7—7.0	7.3—6.7
及格	60分	12.7—11,3	10.9—9.8	9.3—8.5	8.2—7.6	7.5—6.9	6.9—6.5	6.6—6.2
	65分	11.2—10.0	9.7—8.8	8.4—7.7	7.5—7.0	6.8—6.4	6.4—6.0	6.1—5.8
	70分	9.9—9.0	8,7—7.9	7.6—7.1	6.9—6.4	6.3—5.7	5.9—5.7	5.7—5.5
	75分	8.9—8.0	7.8—7.2	7.0—6.5	6.3—6.0	5.9—5.6	5.6—5.3	5.4—5.2
良好	80分	7.9—7.2	7.1—6.6	6.4—6.0	5.9—5.6	5.5—5.3	5.2—5.0	5.1—4.9
	85分	7.1—6.4	6.5—6.0	5.9—5.5	5,5—5.2	5.2—4.9	4.9—4.7	4.8—4.6
优秀	90分	6.3—6.0	5.9—5.6	5.4—5.2	5.1—4.9	4.8—4.7	4.6	4.5
	95分	5.9—5.5	5.5—5.2	5.1—4.9	4.8—4.7	4.6—4.5	4.5—4.4	4.4—4.2
	100分	≤5.4	≤5.1	≤4.8	≤4.6	≤4.4	≤4.3	≤4.1

表 2—40　女性幼儿双脚连续跳评分表(单位:秒)

等级	评分	3 岁	3.5 岁	4 岁	4.5 岁	5 岁	5.5 岁	6 岁
不及格	10分	>19.6	>17.3	>14.0	>12.2	>11.1	>10.1	>9.3
	30分	19.6—18.3	17.3—16.1	14.0—13.0	12.2—11.4	11.1—10.3	10.1—9,4	9.3—8.8
	50分	18.2—14.9	16.0—12.9	12.9—10.6	11.3—9.4	10.2—8.5	9.3—7.8	8.7—7.5
	55分	14.8—13.0	12.8—11.3	10.5—9.4	9.3—8.4	8.4—7.7	7.7—7.1	7.4—6.8
及格	60分	12.9—11.5	11.2—10.1	9.3—8.5	8.3—7.7	7.6—7.0	7.0—6.6	6.7—6.4
	65分	11.4—10.3	10.0—9.1	8.4—7.8	7.6—7.1	6.9—6.6	6.5—6.2	6.3—6.0
	70分	10.2—9.3	9.0—8.2	7.7—7.2	7.0—6.6	6.5—6.1	6.1—5.8	5.9—5.7
	75分	9.2—8.3	8.1—7.5	7.1—6.7	6.5—6.2	6.0—5.8	5.7—5.5	5.6—5.4
良好	80分	8.2—7.5	7.4—6.8	6.6—6.2	6.1—5.8	5.7—5.4	5.4—5.2	5.3—5.1
	85分	7.4—6.6	6.7—6.2	6.1—5.7	5.7—5.4	5.3—5.1	5.1—4.9	5.0—4.8
优秀	90分	6.5—6.2	6.1—5.8	5.6—5.4	5.3—5.1	5.0—4.9	4.8—4.7	4.7—4.6
	95分	6.1—5.6	5.7—5.4	5.3—5.1	5.0—4.9	4.8—4.6	4.6—4.5	4.5—4.4
	100分	≤5.5	≤5.3	≤5.0	≤4.8	≤4.5	≤4.4	≤4.3

2.3.2.9　15 米绕障碍跑

健康意义:15 米绕障碍跑是反映人体速度、协调性和灵活性的指标,速度快、协调性好、灵活性高的人,完成障碍跑的时间会更短。

测试细则:受试者在 15 米的距离内,绕过障碍物,跑完规定的距离。

测试要点:测试时,要注意控制速度,保持身体平衡;绕过障碍物时,要注意障碍物的位置,避免碰撞。

注意事项:测试前,要进行适当的热身,增加关节的灵活性和肌肉的弹性;测试过程中,要注意安全,避免摔倒。

表 2－41　男性幼儿 15 米绕障碍跑评分表(单位:秒)

等级	评分	3 岁	3.5 岁	4 岁	4.5 岁	5 岁	5.5 岁	6 岁
不及格	10 分	>15.2	>14.2	>13.3	>12.6	>12.0	>11.6	>11.2
	30 分	15.2－14.4	14.2－13.3	13.3－12.5	12.6－11.7	12.0－11.1	11.6－10.7	11.2－10.3
	50 分	14.3－12.4	13.2－11.4	12.4－10.6	11.6－9.9	11.0－9.4	10.6－8.9	10.2－8.6
	55 分	12.3－11.4	11.3－10.5	10.5－9.8	9.8－9.1	9.3－8.6	8.8－8,3	8.5－8.0
及格	60 分	11.3－10.7	10.4－9.9	9.7－9.2	9.0－8.7	8.5－8.2	8.2－7.8	7.9－7.6
	65 分	10.6－10.2	9.8－9.4	9.1－8.8	8.6－8.3	8.1－7.9	7.7－7.5	7.5－7.3
	70 分	10.1－9.7	9.3－9.0	8.7－8.4	8.2－8.0	7.8－7.6	7.4－7.3	7.2－7.1
	75 分	9.6－9.2	8.9－8.6	8.3－8.1	7.9－7.6	7.5－7.3	7.2－7.0	7.0－6.9
良好	80 分	9.1－8.8	8.5－8.2	8.0－7.7	7.5－7.3	7.2－7.0	6.9－6.8	6.8－6.6
	85 分	8.7－8.2	8.1－7.7	7.6－7.3	7.2－6.9	6.9－6.6	6.7－6.4	6.5－6.3
优秀	90 分	8.1－7.8	7.6－7.4	7.2－7.0	6.8－6.7	6.5－6.4	6.3－6.2	6.2－6.1
	95 分	7.7－7.3	7.3－6.9	6.9－6.6	6.6－6.3	6.3－6.1	6.1－5.9	6.0－5.8
	100 分	≤7.2	≤6.8	≤6.5	≤6.2	≤6.0	≤5.8	≤5.7

表 2－42　女性幼儿 15 米绕障碍跑评分表(单位:秒)

等级	评分	3 岁	3.5 岁	4 岁	4.5 岁	5 岁	5.5 岁	6 岁
不及格	10 分	>15.5	>14.3	>13.3	>12.6	>12.0	>11.5	>11.2
	30 分	15.5－14.7	14.3－13.5	13.3－12.5	12.6－11.7	12.0－11.2	11.5－10.7	11.2－10.4
	50 分	14.6－12.7	13.4－11.6	12.4－10.7	11.6－10.0	11.1－9.5	10.6－9.2	10.3－8.9
	55 分	12.6－11.7	11.5－10.7	10.6－9.9	9.9－9.3	9.4－8.8	9.1－8.5	8.8－8.3
及格	60 分	11.6－11.1	10.6－10.1	9.8－9.4	9.2－8.8	8.7－8.4	8.4－8.1	8.2－7.9
	65 分	11.0－10.5	10.0－9.7	9.3－9.0	8.7－8.5	8.3－8.1	8.0－7.8	7.8－7.6
	70 分	10.4－10.0	9.6－9.3	8.9－8.6	8.4－8.2	8.0－7.8	7.7－7.5	7.5－7.4
	75 分	9.9－9.5	9.2－8.9	8.5－8.3	8.1－7.9	7.7－7.5	7.4－7.3	7.3－7.1
良好	80 分	9.4－9.0	8.8－8.4	8.2－7.9	7.8－7.5	7.4－7.2	7.2－7.0	7.0－6.9
	85 分	8.9－8.5	8.3－7.9	7.8－7.5	7.4－7.1	7.1－6.9	6.9－6.7	6.8－6.6

等级	评分	3 岁	3.5 岁	4 岁	4.5 岁	5 岁	5.5 岁	6 岁
优秀	90分	8.4—8.1	7.8—7.6	7.4—7.2	7.0—6.9	6.8—6.6	6.6—6.5	6.5—6.4
	95分	8.0—7.6	7.5—7.1	7.1—6.7	6.8—6.5	6.5—6.3	6.4—6.1	6.3—6.1
	100分	≤7.5	≤7.0	≤6.6	≤6.4	≤6.2	≤6.0	≤6.0

2.3.2.10　30秒坐站

健康意义:30秒坐站是反映人体力量和耐力的指标,力量强大、耐力好的人,完成坐站动作的次数会更多。

测试细则:受试者在椅子上坐下站起,记录30秒内完成的次数。

测试要点:测试时,要注意控制速度,保持身体平衡;坐下站起时,要用腿部力量,避免用其他部位借力。

注意事项:测试前,要进行适当的热身,增加关节的灵活性和肌肉的弹性;测试过程中,要注意安全,避免摔倒。

表2-43　男性老年人30秒坐站评分表(单位:次)

等级	评分	60—64 岁	65—69 岁	70—74 岁	75—79 岁
不及格	10分	<6	<6	<5	<5
	30分	6	6	5	5
	50分	7	7	6	6
	55分	8	8	7	7
及格	60分	9	9	8	8
	65分	10	10	9	9
	70分	11	11	10	10
	75分	12	12	11	11
良好	80分	13	13	12	12
	85分	14—15	14	13	13
优秀	90分	16	15—16	14—15	14
	95分	17—18	17—18	16—17	15—16
	100分	≥19	≥19	≥18	≥17

表2—44　女性老年人30秒坐站评分表(单位:次)

等级	评分	60—64岁	65—69岁	70—74岁	75—79岁
不及格	10分	<6	<5	<5	<4
	30分	6	5	5	4
	50分	7	6	6	5
	55分	8	7	7	6
及格	60分	9	8	8	7
	65分	10	9	9	8
	70分	11	10	10	9
	75分	12	11	11	10
良好	80分	13	12	11	12
	85分	14—15	13—14	13	12
优秀	90分	16	15	14	13—14
	95分	17—18	16—17	15—16	15
	100分	≥19	≥18	≥17	≥16

2.3.2.11　走平衡木

健康意义:走平衡木是反映人体平衡能力和协调性的指标,平衡能力强、协调性好的人,完成走平衡木的动作会更稳定。

测试细则:受试者在平衡木上行走,记录完成规定的距离所需的时间。

测试要点:测试时,要注意保持身体平衡,避免摇晃;行走时,要用前脚掌着地,以增加稳定性。

注意事项:测试前,要进行适当的热身,增加关节的灵活性和肌肉的弹性;测试过程中,要注意安全,避免摔倒。

表2—45 男性幼儿走平衡木评分表(单位:秒)

等级	评分	3岁	3.5岁	4岁	4.5岁	5岁	5.5岁	6岁
不及格	10分	>33.2	>29.1	>25.5	>22.4	>19.6	>17.1	>15.0
	30分	33.2—29.2	29.1—25.6	25.5—22.5	22.4—19.7	19.6—17.3	17.1—15.2	15.0—13.4
	50分	29.1—20.5	25.5—18.1	22.4—16.1	19.6—14.2	17.2—12.6	15.1—11.2	13.3—10.0
	55分	20.4—16.4	18.0—14.7	16.0—13.1	14.1—11.7	12.5—10.5	11.1—9.4	9.9—8.4
	60分	16.3—13.7	14.6—12.3	13.0—11.1	11.6—10.0	10.4—9.0	9.3—8.2	8.3—7.4
及格	65分	13.6—11.6	12.2—10.6	11.0—9.6	9.9—8.7	8.9—7.9	8.1—7.2	7.3—6.5
	70分	11.5—10.0	10.5—9.2	9.5—8.4	8.6—7.7	7.8—7.0	7.1—6.4	6.4—5.9
	75分	9.9—8.7	9.1—8.0	8.3—7.4	7.6—6.8	6.9—6.3	6.3—5.8	5.8—5.3
良好	80分	8.6—7.6	7.9—7.1	7.3—6.6	6.7—6.1	6.2—5.6	5.7—5.2	5.2—4.8
	85分	7.5—6.6	7.0—6.2	6.5—5.8	6.0—5.4	5.5—5.0	5.1—4.7	4.7—4.4
	90分	6.5—6.1	6.1—5.7	5.7—5.4	5.3—5.0	4.9—4.7	4.6—4.4	4.3—4.1
优秀	95分	6.0—5.5	5.6—5.2	5.3—4.9	4.9—4.6	4.6—4.3	4.3—4.1	4.0—3.8
	100分	≤5.4	≤5.1	≤4.8	≤4.5	≤4.2	≤4.0	≤3.7

表 2-46　女性幼儿走平衡木评分表(单位:秒)

等级	评分	3 岁	3.5 岁	4 岁	4.5 岁	5 岁	5.5 岁	6 岁
不及格	10 分	>33.8	>28.3	>24.3	>20.6	>18.6	>17.1	>14.3
	30 分	33.8-29.3	28.3-24.9	24.3-21.4	20.6-18.3	18.6-16.6	17.1-15.3	14.3-13.0
	50 分	29.2-20.2	24.8-17.7	21.3-15.4	18.2-13.5	16.5-12.3	15.2-11.4	12.9-9.9
	55 分	20.1-16.1	17.6-14.4	15.3-12.7	13.4-11.3	12.2-10.3	11.3-9.6	9.8-8.5
及格	60 分	16.0-13.4	14.3-12.3	12.6-10.9	11.2-9.8	10.2-9.0	9.5-8.3	8.4-7.5
	65 分	13.3-11.4	12.2-10.6	10.8-9.5	9.7-8.7	8.9-7.9	8.2-7.4	7.4-6.7
	70 分	11.3-9.8	10.5-9.3	9.4-8.4	8.6-7.7	7.8-7.1	7.3-6.6	6.6-6.0
	75 分	9.7-8.6	9.2-8.2	8.3-7.4	7.6-6.9	7.0-6.4	6.5-6.0	5.9-5.5
良好	80 分	8.5-7.5	8.1-7.2	7.3-6.6	6.8-6.2	6.3-5.7	5.9-5.4	5.4-5.0
	85 分	7.4-6.6	7.1-6.4	6.5-5.9	6.1-5.5	5.6-5.1	5.3-4.8	4.9-4.5
	90 分	6.5-6.1	6.3-5.9	5.8-5.4	5.4-5.2	5.0-4.8	4.7-4.5	4.4-4.2
优秀	95 分	6.0-5.5	5.8-5.4	5.3-5.0	5.1-4.7	4.7-4.4	4.4-4.1	4.1-3.9
	100 分	≤5.4	≤5.3	≤4.9	≤4.6	≤4.3	≤4.0	≤3.8

2.3.2.12 闭眼单脚站立

健康意义:闭眼单脚站立是反映人体平衡能力和协调性的指标,平衡能力强、协调性好的人,完成闭眼单脚站立的时间会更长。

测试细则:受试者闭眼,用一只脚站立,记录站立的时间。

测试要点:测试时,要注意保持身体平衡,避免摇晃;站立时,要用前脚掌着地,以增加稳定性。

注意事项:测试前,要进行适当的热身,增加关节的灵活性和肌肉的弹性;测试过程中,要注意安全,避免摔倒。

表2—47 男性成年人闭眼单脚站立评分表(单位:秒)

等级	评分	20—24岁	25—29岁	30—34岁	35—39岁	40—44岁	45—49岁	50—54岁	55—59岁
不及格	10分	<4	<4	<4	<4	<4	<3	<3	<3
	30分	4	4	4	4	4	3	3	3
	50分	5—8	5—7	5—7	5—7	5—6	4—5	4—5	4
	55分	9—11	8—10	8—10	8—9	7—8	6—7	6	5—6
及格	60分	12—15	11—14	11—13	10—12	9—11	8—9	7—8	7
	65分	16—18	15—17	14—16	13—15	12—13	10—11	9—10	8
	70分	19—23	18—21	17—20	16—18	14—16	12—14	11—12	9—10
	75分	24—29	22—27	21—25	19—23	17—21	15—17	13—15	11—13
良好	80分	30—37	28—34	26—32	24—30	22—27	18—22	16—19	14—16
	85分	38—50	35—47	33—44	31—41	28—36	23—31	20—26	17—22
优秀	90分	51—62	48—58	45—55	42—51	37—45	32—38	27—32	23—27
	95分	63—85	59—79	56—75	52—70	46—63	39—54	33—45	28—37
	100分	≥86	≥80	≥76	≥71	≥64	≥55	≥46	≥38

表2—48 女性成年人闭眼单脚站立评分表(单位:秒)

等级	评分	20—24岁	25—29岁	30—34岁	35—39岁	40—44岁	45—49岁	50—54岁	55—59岁
不及格	10分	<5	<5	<4	<4	<4	<4	<3	<3
	30分	5	5	4	4	4	3	3	3
	50分	6—9	6—8	5—8	5—7	5—6	4—6	4—5	4
	55分	10—12	9—12	9—11	8—10	7—9	7—8	6—7	5

续表

等级	评分	20—24 岁	25—29 岁	30—34 岁	35—39 岁	40—44 岁	45—49 岁	50—54 岁	55—59 岁
及格	60分	13—16	13—15	12—14	11—13	10—12	9—10	8—8	6—7
	65分	17—20	16—19	15—18	14—16	13—15	11—13	9—10	8
	70分	21—25	20—24	19—22	17—20	16—19	14—16	11—13	9—10
	75分	26—32	25—30	23—28	21—26	20—23	17—20	14—16	11—13
良好	80分	33—40	31—39	29—35	27—33	24—30	21—25	17—21	14—16
	85分	41—55	40—52	36—48	34—45	31—41	26—35	22—28	17—22
优秀	90分	56—67	53—64	49—59	46—55	42—51	36—44	29—36	23—28
	95分	68—89	65—86	60—80	56—75	52—71	45—62	37—51	29—39
	100分	≥90	≥87	≥81	≥76	≥72	≥63	≥52	≥40

表 2—49 男性老年人闭眼单脚站立评分表(单位:秒)

等级	评分	60—64 岁	65—69 岁	70—74 岁	75—79 岁
不及格	10分	<3	<2	<2	<1
	30分	3	2	2	1
	50分	4	3	3	2
	55分	5	4	4	3
及格	60分	6	5	5	4
	65分	7	6	6	5
	70分	8	7	7	6
	75分	9—10	8—9	8	7
良好	80分	11—13	10—11	9—10	8—9
	85分	14—17	12—15	11—13	10—12
优秀	90分	18—21	16—18	14—16	13—14
	95分	22—29	19—25	17—22	15—19
	100分	≥30	≥26	≥23	≥20

表 3—50 女性老年人闭眼单脚站立评分表(单位:秒)

等级	评分	60—64 岁	65—69 岁	70—74 岁	75—79 岁
不及格	10 分	<3	<3	<3	<2
	30 分	3	3	3	2
	50 分	4	4	4	3
	55 分	5	5	5	4
及格	60 分	6	6	6	5
	65 分	7	7	7	6
	70 分	8	8	8	7
	75 分	9—10	9	9	8
良好	80 分	11—12	10—11	10	9
	85 分	13—16	12—14	11—12	10—11
优秀	90 分	17—20	15—17	13—15	12—14
	95 分	21—28	18—23	16—20	15—18
	100 分	≥29	≥24	≥21	≥19

2.3.2.13 选择反应时

健康意义:选择反应时是反映人体神经反应速度和协调性的指标,神经反应速度快、协调性好的人,完成选择反应时的时间会更短。

测试细则:受试者在听到指令后,快速做出相应的动作,记录完成动作的时间。

测试要点:测试时,要注意听清楚指令,迅速做出反应;动作要准确,避免出现误差。

注意事项:测试前,要进行适当的热身。

表2-51 男性成年人选择反应时评分表(单位:秒)

等级	评分	20—24岁	25—29岁	30—34岁	35—39岁	40—44岁	45—49岁	50—54岁	55—59岁
不及格	10分	>0.71	>0.72	>0.73	>0.75	>0.79	>0.82	>0.86	>0.91
	30分	0.71—0.70	0.72—0.70	0.73—0.71	0.75—0.72	0.79—0.76	0.82—0.79	0.86—0.82	0.91—0.87
	50分	0.69—0.63	0.69—0.64	0.70—0.64	0.71—0.65	0.75—0.68	0.78—0.70	0.81—0.73	0.86—0.76
	55分	0.62—0.60	0.63—0.60	0.63—0.61	0.64—0.62	0.67—0.64	0.69—0.66	0.72—0.68	0.75—0.71
及格	60分	0.59—0.57	0.59—0.58	0.60—0.59	0.61—0.59	0.63—0.61	0.65—0.63	0.67—0.65	0.70—0.67
	65分	0.56—0.55	0.57—0.56	0.58—0.56	0.58—0.57	0.60—0.59	0.62—0.60	0.64—0.63	0.66—0.64
	70分	0.54—0.53	0.55—0.54	0.55—0.55	0.56—0.55	0.58—0.56	0.59—0.58	0.62—0.60	0.63—0.62
	75分	0.52—0.51	0.53—0.52	0.54—0.53	0.54—0.53	0.55—0.54	0.57—0.56	0.59—0.58	0.61—0.60
良好	80分	0.50—0.49	0.51—0.50	0.52—0.51	0.52—0.51	0.53—0.52	0.55—0.54	0.57—0.56	0.59—0.57
	85分	0.48—0.47	0.49—0.48	0.50—0.48	0.50—0.49	0.51—0.50	0.53—0.51	0.55—0.53	0.56—0.54
	90分	0.46—0.45	0.47—0.46	0.47—0.47	0.48—0.47	0.49—0.48	0.50—0.49	0.52—0.51	0.53—0.52
优秀	95分	0.44—0.43	0.45—0.44	0.46—0.45	0.46—0.45	0.47—0.46	0.48—0.47	0.50—0.48	0.51—0.49
	100分	≤0.42	≤0.43	≤0.44	≤0.44	≤0.45	≤0.46	≤0.47	≤0.48

表2-52 女性成年人选择反应时评分表(单位:秒)

等级	评分	20-24岁	25-29岁	30-34岁	35-39岁	40-44岁	45-49岁	50-54岁	55-59岁
不及格	10分	>0.75	>0.76	>0.77	>0.80	>0.85	>0.90	>0.94	>1.00
	30分	0.75-0.74	0.76-0.74	0.77-0.75	0.80-0.77	0.85-0.81	0.90-0.86	0.94-0.89	1.00-0.94
	50分	0.73-0.67	0.73-0.67	0.74-0.68	0.76-0.69	0.80-0.72	0.85-0.75	0.88-0.77	0.93-0.80
	55分	0.66-0.63	0.66-0.64	0.67-0.65	0.68-0.66	0.71-0.67	0.74-0.70	0.76-0.71	0.79-0.74
及格	60分	0.62-0.61	0.63-0.61	0.64-0.62	0.65-0.63	0.66-0.64	0.69-0.66	0.70-0.68	0.73-0.70
	65分	0.60-0.58	0.60-0.59	0.61-0.60	0.62-0.61	0.63-0.62	0.65-0.64	0.67-0.65	0.69-0.67
	70分	0.57-0.56	0.58-0.57	0.59-0.58	0.60-0.59	0.61-0.60	0.63-0.61	0.64-0.63	0.66-0.64
	75分	0.55-0.54	0.56-0.55	0.57-0.56	0.58-0.57	0.59-0.58	0.60-0.59	0.62-0.61	0.63-0.62
良好	80分	0.53-0.52	0.54-0.53	0.55-0.54	0.56-0.55	0.57-0.56	0.58-0.57	0.60-0.58	0.61-0.59
	85分	0.51-0.50	0.52-0.51	0.53-0.51	0.54-0.52	0.55-0.53	0.56-0.54	0.57-0.55	0.58-0.56
优秀	90分	0.49-0.48	0.50-0.49	0.50	0.51-0.50	0.52-0.51	0.53-0.52	0.54-0.53	0.55-0.54
	95分	0.47-0.46	0.48-0.47	0.49-0.48	0.49-0.48	0.50-0.49	0.51-0.50	0.52-0.50	0.53-0.51
	100分	≤0.45	≤0.46	≤0.46	≤0.47	≤0.48	≤0.49	≤0.49	<0.50

表2-53　男性老年人选择反应时评分表(单位:秒)

等级	评分	60-64 岁	65-69 岁	70-74 岁	75-79 岁
不及格	10分	>1.09	>1.20	>1.30	>1.38
	30分	1.09-1.02	120-1.10	1.30-1.19	1.38-1.25
	50分	1.01-0.86	1.09-0.91	1.18-0.96	1.24-1.01
	55分	0.85-0.79	0.90-0.83	0.95-0.87	1.00-0.91
及格	60分	0.78-0.74	0.82-0.77	0.86-0.81	0.90-0.84
	65分	0.73-0.71	0.76-0.73	0.80-0.77	0.83-0.79
	70分	0.70-0.68	0.72-0.70	0.76-0.73	0.78-0.75
	75分	0.67-0.65	0.69-0.67	0.72-0.69	0.74-0.72
良好	80分	0.64-0.62	0.66-0.63	0.68-0.66	0.71-0.68
	85分	0.61-0.58	0.62-0.59	0.65-0.61	0.67-0.63
优秀	90分	0.57-0.56	0.58-0.57	0.60-0.59	0.62-0.60
	95分	0.55-0.53	0.56-0.54	0.58-0.55	0.59-0.56
	100分	<0.52	≤0.53	≤0.54	≤0.55

表2-54　女性老年人选择反应时评分表(单位:秒)

等级	评分	60-64 岁	65-69 岁	70-74 岁	75-79 岁
不及格	10分	>1.15	>1.29	>1.40	>1.48
	30分	1.15-1.06	1.29-1.17	1.40-1.26	1.48-1.32
	50分	1.05-0.88	1.16-0.94	1.25-1.00	1.31-1.04
	55分	0.87-0.81	0.93-0.85	0.99-0.90	1.03-0.93
及格	60分	0.80-0.76	0.84-0.80	0.89-0.84	0.92-0.86
	65分	0.75-0.72	0.79-0.76	0.83-0.79	0.85-0.81
	70分	0.71-0.69	0.75-0.72	0.78-0.75	0.80-0.77
	75分	0.68-0.66	0.71-0.69	0.74-0.72	0.76-0.73
良好	80分	0.65-0.63	0.68-0.65	0.71-0.68	0.72-0.69
	85分	0.62-0.59	0.64-0.61	0.67-0.63	0.68-0.64

等级	评分	60—64 岁	65—69 岁	70—74 岁	75—79 岁
优秀	90分	0.58—0.57	0.60—0.59	0.62—0.61	0.63—0.61
	95分	0.56—0.54	0.58—0.56	0.60—0.57	0.60—0.57
	100分	≤0.53	≤0.55	≤0.56	≤0.56

2.3.3　如何通过锻炼提高身体素质

2.3.3.1　握力

握力是反映手部肌肉力量的重要指标,提高握力成绩可以通过以下几种锻炼方式:

(1)握力器训练:这是最常见的一种握力训练方式,通过不同重量的握力器,逐步提升握力。

(2)哑铃卷起:握住哑铃,手臂伸直,然后慢慢弯曲手腕,再慢慢伸直,这样可以有效锻炼握力。

(3)石头握力:找到一些大小适中的石头,用力握住,然后放松,反复进行。

2.3.3.2　背力

背力是反映背部肌肉力量的重要指标,提高背力成绩可以通过以下几种锻炼方式:

(1)引体向上:这是最常见的一种背力训练方式,通过引体向上,可以有效提升背力。

(2)俯身哑铃划船:这是一种较为有针对性的背力训练,可以有效提升背部肌肉力量。

(3)徒手爬山:徒手爬山可以有效提升全身肌肉力量,包括背部肌肉。

2.3.3.3　立定跳远

立定跳远是反映下肢爆发力的重要指标,提高立定跳远成绩可以通过以下几种锻炼方式:

(1)深蹲跳:这是一种较为常见的下肢爆发力训练,可以有效提升下肢爆发力。

(2)纵跳:反复进行纵跳,可以有效提升下肢爆发力。

(3)跳箱:通过跳箱,可以逐步提升立定跳远的距离。

2.3.3.4　纵跳

纵跳是反映下肢爆发力的重要指标,提高纵跳成绩可以通过以下几种锻炼方式:

(1)深蹲跳:这是一种较为常见的下肢爆发力训练,可以有效提升下肢爆发力。

(2)跳箱:通过跳箱,可以有效提升纵跳的高度。

(3)纵跳:反复进行纵跳,可以有效提升下肢爆发力。

2.3.3.5　俯卧撑/跪卧撑

俯卧撑/跪卧撑是反映上半身肌肉力量的重要指标,提高俯卧撑/跪卧撑成绩可以通过以下几种锻炼方式:

(1)逐步增加难度:从简单的俯卧撑开始,逐步增加难度,如加入负重训练。

(2)变化姿势:通过变化俯卧撑/跪卧撑的姿势,可以有效提升上半身肌肉力量。

(3)反复训练:坚持不懈地进行俯卧撑/跪卧撑训练,可以有效提升上半身肌肉力量。

2.3.3.6　1分钟仰卧起坐

1分钟仰卧起坐是反映腹部肌肉力量的重要指标,提高1分钟仰卧起坐成绩可以通过以下几种锻炼方式:

(1)逐步增加次数:从每次30秒开始,逐步增加到1分钟。

(2)加入负重:在腹部加入适当的重量,可以有效提升腹部肌肉力量。

(3)变化姿势:通过变化仰卧起坐的姿势,可以有效提升腹部肌肉力量。

2.3.3.7　坐位体前屈

坐位体前屈是反映柔韧性的重要指标,提高坐位体前屈成绩可以通过以下几种锻炼方式:

(1)静态拉伸:通过静态拉伸,可以有效提升身体的柔韧性。

(2)动态拉伸:通过动态拉伸,可以有效提升身体的柔韧性。

(3)瑜伽训练:通过做瑜伽训练中有许多动作,可以提升身体的柔韧性。

2.3.3.8　双脚连续跳

双脚连续跳是反映下肢爆发力的重要指标,提高双脚连续跳成绩可以通过以下几种锻炼方式:

(1)跳绳:通过跳绳,可以有效提升下肢爆发力。

(2)纵跳:反复进行纵跳,可以有效提升下肢爆发力。

(3)深蹲跳:这是一种较为常见的下肢爆发力训练,可以有效提升下肢爆发力。

2.3.3.9　15 米绕障碍跑

提高 15 米绕障碍跑成绩的关键在于提高速度和灵活性。可以尝试以下锻炼方法:

(1)进行专项训练,如短距离冲刺和障碍物穿越,以提高速度和灵活性。

(2)加强肌肉力量和爆发力训练,如深蹲、跳箱、腿举等。

(3)提高身体协调性,如进行瑜伽、普拉提等锻炼。

2.3.3.10　30 秒坐站

提高 30 秒坐站成绩的关键在于提高腰部和腿部力量。可以尝试以下锻炼方法:

(1)进行专项训练,如深蹲、俯卧撑、仰卧起坐等。

(2)加强肌肉力量和爆发力训练,如跳箱、腿举等。

(3)提高身体协调性,如进行瑜伽、普拉提等锻炼。

2.3.3.11　走平衡木

提高走平衡木成绩的关键在于提高身体协调性和稳定性。可以尝试以下锻炼方法:

(1)进行专项训练,如平衡木行走、单脚站立等。

(2)加强肌肉力量和爆发力训练,如深蹲、跳箱等。

(3)进行柔韧性训练,如瑜伽、普拉提等。

2.3.3.12　闭眼单脚站立

提高闭眼单脚站立成绩的关键在于提高身体协调性和稳定性。可以尝试以下锻炼方法:

(1)进行专项训练,如单脚站立、平衡木行走等。

(2)加强肌肉力量和爆发力训练,如深蹲、跳箱等。

(3)进行柔韧性训练,如瑜伽、普拉提等。

2.3.3.13　选择反应时

提高选择反应时成绩的关键在于提高大脑处理信息和做出反应的速度。可以尝试以下锻炼方法：

(1)进行专项训练,如反应时测试、手眼协调训练等。

(2)进行脑力训练,如棋类游戏、益智游戏等。

(3)加强身体协调性训练,如瑜伽、普拉提等。

在进行以上锻炼时,根据自身情况逐渐增加训练强度,避免运动损伤。在锻炼过程中,保持良好的作息和饮食习惯,以保证身体恢复和提高运动成绩。如有必要,可以寻求专业教练的指导。

2.3.4　不同年龄段身体素质的变化及锻炼建议

2.3.4.1　儿童和青少年(6—17岁)

儿童和青少年时期是身体素质发展的关键时期,这个阶段的身体素质变化较大。根据国民体质监测数据,儿童和青少年的身体素质呈现以下特点:

(1)速度素质:随着年龄的增长,儿童和青少年的速度素质逐渐提高,尤其是在12—15岁期间,提高幅度较大。

(2)力量素质:儿童和青少年的力量素质在6—12岁期间逐渐提高,12—15岁期间提高幅度加大,15—17岁期间趋于稳定。

(3)耐力素质:儿童和青少年的耐力素质在6—12岁期间逐渐提高,12—15岁期间提高幅度加大,15—17岁期间趋于稳定。

(4)柔韧性素质:儿童和青少年的柔韧性素质在6—12岁期间逐渐提高,12—15岁期间提高幅度加大,15—17岁期间趋于稳定。

锻炼建议:儿童和青少年在锻炼时,应注重全面发展,进行适量的有氧运动、无氧运动和柔韧性训练。家长和学校应重视儿童和青少年的体育锻炼,保证充足的锻炼时间和质量。

2.3.4.2　成年人(18—59岁)

成年人时期身体素质逐渐发生变化,不同年龄段的身体素质特点如下。

(1)速度素质:成年人速度素质在20—40岁期间逐渐提高,40—50岁期间开始下降。

(2)力量素质:成年人力量素质在20—40岁期间逐渐提高,40—50岁期间开始下降,50—59岁期间下降幅度加大。

(3)耐力素质:成年人耐力素质在20—40岁期间逐渐提高,40—50岁期间开始下降,50—59岁期间下降幅度加大。

(4)柔韧性素质:成年人柔韧性素质在 20—40 岁期间逐渐提高,40—50 岁期间开始下降,50—59 岁期间下降幅度加大。

锻炼建议:成年人应注重锻炼的针对性,进行适量的有氧运动、无氧运动和柔韧性训练。针对不同年龄段的特点,调整锻炼计划,以保持身体素质。

2.3.4.3 老年人(60 岁及以上)

老年人时期身体素质明显下降,以下是老年人体素质的变化特点。

(1)速度素质:老年人速度素质随着年龄的增长而逐渐下降。

(2)力量素质:老年人力量素质随着年龄的增长而逐渐下降。

(3)耐力素质:老年人耐力素质随着年龄的增长而逐渐下降。

(4)柔韧性素质:老年人柔韧性素质随着年龄的增长而逐渐下降。

锻炼建议:老年人应注重锻炼的安全性和有效性,进行适量的有氧运动、无氧运动和柔韧性训练。在锻炼过程中,注意调整运动强度,避免运动损伤。

国民体质监测中不同年龄段身体素质的变化及锻炼建议,对于制定科学合理的锻炼计划具有重要意义。了解自身身体素质的变化特点,有针对性地进行锻炼,有助于提高国民体质,促进健康中国建设。

第三章 科学健身指导实践应用

3.1 针对不同年龄段的健身指导

在当今社会,人们越来越关注健康问题,而健身已经成为一种重要的健康促进方式。科学健身指导在国民体质监测中的应用,可以帮助人们根据自身特点制定合理的锻炼计划,提高身体素质,预防疾病。

3.1.1 儿童和青少年

儿童和青少年是生长发育的关键时期,适当的锻炼可以提高他们的身体素质,增强免疫力。针对这一年龄段,我们推荐以下健身指导:

(1)户外活动:鼓励儿童和青少年参加户外活动,如跑步、游泳、跳绳等,每周至少进行三次,每次持续时间不少于30分钟。

(2)体育课程:在学习体育课程时,认真听从老师的指导,正确地掌握运动技巧,避免运动损伤。

(3)合理安排作息:保持充足的睡眠,合理安排学习和休息时间,避免长时间沉迷于电子设备。

3.1.2 成年人

成年人处于事业和家庭的重要阶段,压力大,容易忽视锻炼。科学的健身指导可以帮助他们缓解压力,保持健康。针对这一年龄段,我们推荐以下健身指导:

(1)有氧运动:每周进行三次有氧运动,如慢跑、游泳、骑自行车等,每次持续时间不少于40分钟。

(2)力量训练:每周进行两次力量训练,如举重、俯卧撑、深蹲等,每次持续时间不少于30分钟。

(3)瑜伽和拉伸:在工作之余,进行瑜伽和拉伸运动,可以帮助缓解肌肉紧张,提高柔韧性。

3.1.3 老年人

随着年龄的增长,老年人身体机能逐渐下降,适当的锻炼可以延缓衰老,提高生活质量。针对这一年龄段,我们推荐以下健身指导:

(1)温和运动:进行温和的运动,如散步、太极、舞蹈等,每周至少进行五次,每次持续时间不少于30分钟。

(2)平衡训练:进行平衡训练,如瑜伽、平衡球训练等,以提高老年人的平衡能力,预防跌倒。

(3)定期体检:定期进行体检,了解自己的身体状况,根据医生的建议进行适当锻炼。

以上是根据不同年龄段的国民体质监测,提供的科学健身指导实践应用。每个人都应根据自身情况,制定合适的锻炼计划,拥有健康的身体。

3.2 儿童与青少年体育活动指导

体育活动对于儿童与青少年的健康成长至关重要。在我国,随着学业压力的增加和电子产品的普及,孩子们越来越多的时间被室内活动所占据,导致生长发育、视力健康和心理健康等方面的问题日益突出。

3.2.1 生长发育建议

(1)适量运动:儿童与青少年每天应保持至少60分钟的中等到剧烈强度的运动,以促进骨骼、肌肉和心血管系统的发育。

(2)全面发展:注重锻炼全身各个部位的肌肉,选择跑步、跳绳、游泳、球类等多种运动形式,以达到全面发展的目的。

(3)适当负荷:运动时应根据孩子的年龄、身体状况和运动能力合理安排运动负荷,避免过度训练。

(4)均衡饮食:保证充足的营养摄入,特别是蛋白质、钙、磷、维生素D等对生长发育至关重要的营养物质。

(5)良好睡眠:保证充足的睡眠时间,有利于儿童与青少年的生长发育。

3.2.2 预防近视建议

(1)控制电子产品使用时间:限制儿童与青少年每天使用电子产品的时间,避免长时间盯着屏幕。

（2）正确的阅读姿势：保持眼与书的距离在 30－40 厘米之间,避免躺着看书、在光线不足的环境中阅读。

（3）定时休息：每阅读或使用电子产品 45 分钟,至少休息 10 分钟,远眺放松眼睛。

（4）户外活动：鼓励儿童与青少年多参加户外活动,每天至少保证 2 小时的户外运动时间。

（5）视力检查：定期进行视力检查,发现问题及时治疗。

3.2.3　心理健康建议

（1）积极沟通：家长与孩子保持良好的沟通,关心他们的心理需求,给予足够的关爱和支持。

（2）培养兴趣爱好：鼓励孩子发展个人兴趣爱好,帮助他们建立自信和成就感。

（3）团队合作：参加团体活动,培养孩子的团队合作精神和社交能力。

（4）学会调控情绪：教育孩子学会面对压力和挫折,培养良好的情绪调节能力。

（5）心理健康教育：适时开展心理健康教育,帮助孩子了解心理健康知识,提高心理素质。

儿童与青少年时期是人生的关键时期,体育活动对于他们的健康成长具有举足轻重的作用。家长、学校和全社会都应关注孩子们的体育锻炼,为他们创造良好的条件和环境。通过科学的体育锻炼,让孩子们在生长发育、视力健康和心理健康等方面得到全面发展,为他们的未来打下坚实基础。

3.3　成年人健身计划制定

健身计划是健身过程中的重要组成部分,一个科学、合理的健身计划能够帮助我们达到预期的健身效果。成年人健身计划应包括健身目的、健身内容、健身方法和健身注意事项等方面。

3.3.1　健身目的

（1）减肥：通过增加运动量,提高新陈代谢速度,消耗体内多余脂肪,达到减轻体重的目的。

（2）增肌：通过力量训练,增加肌肉体积,提高肌肉力量,达到增肌的目的。

（3）增强心肺功能：通过有氧运动,提高心肺功能,增强心肺耐力,达到健康长寿的目的。

(4)塑形:通过针对性的训练,塑造身体线条,提高身体美观度。

(5)增强身体素质:通过全面的锻炼,提高身体素质,增强抵抗力和免疫力。

3.3.2 健身内容

(1)有氧运动:如跑步、游泳、骑自行车、跳绳等,有助于提高心肺功能,燃烧脂肪。

(2)力量训练:如举重、俯卧撑、深蹲、引体向上等,有助于增加肌肉体积,提高肌肉力量。

(3)拉伸运动:如瑜伽、普拉提等,有助于提高柔韧性,减少运动损伤。

(4)平衡训练:如太极、平衡球训练等,有助于提高身体协调性,预防跌倒。

(5)核心训练:如平板支撑、仰卧起坐等,有助于增强核心肌群,提高身体稳定性。

3.3.3 健身方法

(1)制定合理的训练计划:根据个人需求和时间安排,合理分配有氧运动、力量训练、拉伸运动等内容。

(2)逐步增加运动强度:运动初期,应从低强度、短时间开始,逐步提高运动强度和延长运动时间。

(3)保证训练频率:成年人每周至少进行3-5次运动,每次运动时间为30分钟以上。

(4)科学搭配饮食:合理摄入蛋白质、碳水化合物、脂肪等营养素,保持营养均衡。

(5)充分休息和恢复:运动后要给身体充分的休息,避免过度训练。

3.3.4 健身注意事项

(1)做好热身和拉伸:运动前做好热身,避免运动损伤;运动后做好拉伸,有助于恢复肌肉。

(2)选择合适的运动器材:根据个人需求和身体状况,选择合适的运动器材。

(3)保持正确的运动姿势:正确的运动姿势能够提高运动效果,减少运动损伤。

(4)注意运动安全:避免在疲劳、生病或饮酒后进行剧烈运动。

(5)保持积极的心态:坚持健身,要有耐心和毅力,相信自己一定能达到健身目标。

成年人健身计划的制定需要考虑健身目的、健身内容、健身方法和健身注意事项等方面。通过科学的健身计划,成年人可以实现减肥、增肌、增强心肺功能等健身目标。同时,要保持积极的心态,坚持健身,相信自己一定能收获美好的身材和健康的生活。

3.4　老年人锻炼注意事项

随着年龄的增长,老年人的身体机能逐渐减弱,骨骼密度降低,关节灵活性减小,平衡能力下降,从而增加了受伤和患病的风险。然而,适当的锻炼对于延缓衰老、增强身体素质和提高生活质量至关重要。

3.4.1　保护关节的锻炼建议

(1)选择低冲击性的运动:老年人在锻炼时应避免高冲击性的运动,如跑步、跳绳等。而应选择低冲击性的运动,如游泳、散步、骑自行车等。这些运动可以减少关节的负担,降低受伤风险。

(2)力量训练:进行适量的力量训练可以增强肌肉力量,提高关节稳定性。老年人可以选择进行哑铃、弹力带等器械训练,也可以进行自重的训练,如深蹲、俯卧撑等。每周进行2—3次,每次训练时间为30分钟左右。

(3)注意运动姿势:在锻炼过程中,正确的运动姿势至关重要。老年人应确保运动姿势正确,避免过度弯曲或伸展关节。在锻炼前,可以请教教练或专业人士,了解正确的运动姿势和技巧。

(4)逐渐增加运动强度:老年人在锻炼时应逐渐增加运动强度,避免突然进行过度的运动。开始时可以进行轻度的运动,如散步、瑜伽等,随着身体适应性的提高,逐渐增加运动强度和时间。

3.4.2　预防摔倒的锻炼建议

(1)增强平衡能力:老年人应进行专门针对平衡能力的锻炼,如太极、平衡操等。这些运动可以帮助提高身体的稳定性和协调性,减少摔倒的风险。每周进行2—3次,每次训练时间为30分钟左右。

(2)进行柔韧性训练:柔韧性训练可以帮助提高关节的活动范围,增加身体的灵活性。老年人可以进行拉伸运动,如瑜伽、普拉提等。每天进行10—15分钟的拉伸,注意不要过度拉伸,避免受伤。

(3)改善行走姿势:老年人应保持良好的行走姿势,挺直背部,放松肩膀,目视前方。这样可以提高行走的稳定性和安全性,减少摔倒的风险。

(4)使用辅助工具:在适当的情况下,老年人可以使用拐杖、助行器等辅助工具。这些工具可以帮助稳定身体,增加行走的安全性。

3.4.3 合理运动的建议

(1)制定个性化的锻炼计划:老年人在进行锻炼时应根据自己的身体状况和兴趣制定个性化的锻炼计划,可以结合自己的健康状况、体能水平和兴趣爱好,选择适合自己的运动项目。

(2)注意运动的时间和频率:老年人应每周进行适量的运动,一般建议每周进行150分钟的中等强度运动,如散步、骑自行车等。运动的时间和频率应根据个人体能和健康状况进行调整。

(3)注意饮食和水分摄入:在锻炼过程中,老年人应合理安排饮食和水分摄入。锻炼前应适当进食,避免空腹锻炼。锻炼过程中应适量饮水,避免脱水。

(4)监听身体信号:在锻炼过程中,老年人应密切关注身体的信号,如出现疼痛、不适等情况应立即停止运动,并及时向专业人士咨询。

适当的锻炼对于老年人的身体健康和生活质量至关重要。在锻炼过程中,老年人应注意保护关节、预防摔倒和进行合理的运动。通过遵循上述建议,老年人可以最大限度地减少受伤风险,提高身体素质,享受健康的生活。

3.5 特殊人群的健身指导

3.5.1 慢性病患者锻炼建议

慢性病患者,包括心脏病、糖尿病、关节炎等疾病患者,常常面临锻炼选择的挑战。适当的锻炼可以帮助他们改善身体健康、增强体力,并提高生活质量。然而,由于疾病的特殊性,他们的锻炼计划需要根据具体病情进行调整,以确保安全性和有效性。

3.5.1.1 心脏病患者的锻炼建议

心脏病患者在锻炼时需要特别注意,以避免过度劳累和心绞痛的发生。建议在进行锻炼前,首先咨询医生的意见,并在专业教练的指导下进行。

(1)有氧运动:如散步、慢跑、游泳、骑自行车等,可以增强心肺功能,提高体力。进行有氧运动时,应从低强度开始,逐渐增加运动量,避免突然剧烈运动。

(2)力量训练:适量的力量训练可以帮助增强心脏功能,但应避免过度负重和快速举重。可以使用哑铃、弹力带等进行轻度的力量锻炼,每周进行2—3次,每次持续 20—30 分钟。

(3)拉伸运动:适当的拉伸运动可以增加关节的活动范围,提高肌肉的柔韧性。可以使用瑜伽或太极等低强度的运动来进行拉伸,每周进行 2—3 次,每次持续 20—30 分钟。

3.5.1.2　糖尿病患者的锻炼建议

糖尿病患者在锻炼时需要注意控制血糖水平,避免血糖过低或过高。在进行锻炼前,应进行血糖监测,并根据血糖水平进行调整。

(1)有氧运动:如快走、慢跑、游泳、骑自行车等,可以提高心肺功能,增强体力。进行有氧运动时,应选择低至中等强度的运动,避免过度剧烈运动。

(2)力量训练:适量的力量训练可以帮助增加肌肉量,提高胰岛素敏感性。可以使用哑铃、弹力带等进行轻度的力量锻炼,每周进行 2—3 次,每次持续 20—30 分钟。

(3)拉伸运动:适当的拉伸运动可以增加关节的活动范围,提高肌肉的柔韧性。可以使用瑜伽或太极等低强度的运动来进行拉伸,每周进行 2—3 次,每次持续 20—30 分钟。

3.5.1.3　关节炎患者的锻炼建议

关节炎患者常常面临关节疼痛和僵硬的困扰,适当的锻炼可以帮助缓解症状,提高关节的灵活性。

(1)有氧运动:如游泳、骑自行车、快走等,可以增强心肺功能,增强体力。进行有氧运动时,应选择低至中等强度的运动,避免过度剧烈运动和对关节造成压力的运动。

(2)力量训练:适量的力量训练可以帮助增强肌肉,减轻关节负担。可以使用哑铃、弹力带等进行轻度的力量锻炼,每周进行 2—3 次,每次持续 20—30 分钟。

(3)拉伸运动:适当的拉伸运动可以增加关节的活动范围,提高肌肉的柔韧性。可以使用瑜伽或太极等低强度的运动来进行拉伸,每周进行 2—3 次,每次持续 20—30 分钟。

慢性病患者在进行锻炼时需要特别注意自身的身体状况,并遵循专业的建议。心脏病患者应避免过度劳累和心绞痛的发生,糖尿病患者需要控制血糖水平,关节炎患者需要选择对关节造成较小压力的运动。适当的锻炼可以帮助他们改善身体健康、增强体力,并提高生活质量。在锻炼过程中,如有任何不适,应及时停止并咨询医生。

3.5.2 女性健身指南

女性在不同的特殊时期,如月经期、孕期、产后恢复期,需要特别注意健身锻炼的方式和强度。健身指南为这些特殊时期的女性提供专业的健身建议,帮助她们在保持身体健康的同时,避免不必要的伤害。

3.5.2.1 月经期健身指南。

月经期是女性每个月必经的阶段,这个时期的身体状况会有所变化,因此需要调整锻炼计划。

(1)适当降低运动强度:月经期女性体内的激素水平发生变化,身体较为疲劳,此时应适当降低运动强度,选择一些轻松的有氧运动,如散步、瑜伽、太极等。

(2)避免剧烈运动:月经期应避免剧烈运动,如跑步、跳绳等,以免加重身体负担,导致月经不调或痛经等问题。

(3)保持良好的卫生习惯:月经期要注意个人卫生,避免使用浴缸泡澡,以防感染。同时,保持心情舒畅,避免情绪波动过大。

(4)适当补充营养:月经期女性应适当补充铁、蛋白质等营养素,以补充流失的营养,提高身体抵抗力。

3.5.2.2 孕期健身指南

孕期是女性生命中一个重要的阶段,适当的锻炼对孕妇和胎儿都有益处。

(1)保持适度的运动量:孕期女性应在医生指导下,保持适度的运动量。适量的锻炼可以增强体质,有助于顺产。

(2)选择合适的运动方式:孕期适合的运动方式有散步、孕妇瑜伽、游泳等。这些运动有助于保持身体灵活性,减轻孕期不适。

(3)注意运动安全:孕期运动时,要注意安全,避免跌倒、碰撞等意外。同时,要避免过度劳累,确保充足的休息。

(4)适时调整运动强度:随着孕期的推进,孕妇的体重和身体负担会增加,此时应适时调整运动强度,避免过度运动。

3.5.2.3 产后恢复期健身指南

产后恢复期是女性身体逐渐恢复到产前的阶段,适当的锻炼有助于加速身体恢复。

(1)适时开始锻炼:产后女性应在医生指导下,适时开始锻炼。一般来说,产后

6—8周可逐渐开始恢复运动。

（2）选择合适的运动方式：产后适合的运动方式有产后瑜伽、产后康复操、散步等。这些运动有助于改善体质，恢复身体线条。

（3）注意运动强度：产后初期运动强度应较小，逐渐增加运动量。避免过度劳累，确保充足的休息。

（4）保持良好的心态：产后女性应保持良好的心态，适当调整生活节奏，避免过度焦虑和压力。

特殊时期的女性在健身时应遵循专业指导，适当调整运动方式和强度，确保身体健康。同时，保持良好的生活习惯和心态，有助于身体尽快恢复。

3.5.3　残疾人健身指导

随着社会的进步和人们对健康的关注，健身已成为越来越多人的日常需求。然而，对于残疾人来说，由于身体上的缺陷，他们需要被特别的关注和指导。

3.5.3.1　截肢者健身指导

截肢者是指因疾病或意外事故导致肢体被截除的人群。尽管他们在身体上存在一定的残疾，但通过适当的健身指导，他们仍然可以获得健康和力量。

（1）健身目标。

截肢者在健身时应设定合理的健身目标。他们的目标可以是增强剩余肢体的力量和功能，提高心肺功能，保持身体健康，增强自信心和提高生活质量。

（2）适宜的运动方式。

截肢者可以选择适宜的运动方式，如散步、游泳、骑自行车等。这些运动可以帮助他们锻炼剩余肢体，增强力量和耐力。他们还可以进行一些力量训练，如哑铃、弹力带等，以增强肌肉力量和功能。

（3）注意事项。

截肢者在健身时应注意以下几点：

1）在进行运动前，应进行适当的热身活动，以预防运动损伤。

2）运动过程中，应保持正确的姿势，避免过度负荷和伤害剩余肢体。

3）逐渐增加运动强度和时间，避免过度疲劳和伤害。

4）在运动过程中，应注意保持身体的平衡和稳定，避免跌倒和受伤。

3.5.3.2　脑瘫患者健身指导

脑瘫是一种由于大脑发育异常或损伤导致的运动和姿势障碍。尽管脑瘫患者在身体上存在一定的缺陷,但他们仍然可以通过适当的健身指导获得健康和力量。

（1）健身目标。

脑瘫患者在健身时应设定合理的健身目标。他们的目标可以是提高运动能力,增强肌肉力量和耐力,改善姿势和协调能力,提高生活质量。

（2）适宜的运动方式。

脑瘫患者可以选择适宜的运动方式,如游泳、瑜伽、骑自行车等。这些运动可以帮助他们放松肌肉,改善姿势和协调能力。他们还可以进行一些力量训练,如哑铃、弹力带等,以增强肌肉力量和耐力。

（3）注意事项。

脑瘫患者在健身时应注意以下几点:

1）在进行运动前,应进行适当的热身活动,以预防运动损伤。

2）运动过程中,应保持正确的姿势,避免过度负荷和伤害。

3）逐渐增加运动强度和时间,避免过度疲劳和伤害。

4）在运动过程中,应注意保持身体的平衡和稳定,避免跌倒和受伤。

残疾人健身指导是一项重要的任务,他们需要被特别的关注和指导来实现健康的生活。对于截肢者和脑瘫等特殊人群,适宜的运动方式和注意事项可以帮助他们获得健康和力量。通过适当的健身指导,残疾人可以增强剩余肢体的力量和功能,提高心肺功能,保持身体健康,增强自信心和提高生活质量。让我们一起努力,为残疾人提供更好的健身指导,帮助他们实现健康和幸福。

3.6 健身器材与运动损伤

3.6.1 常见健身器材的正确使用方法

3.6.1.1 弹力带

弹力带是一种便携式健身器材,可以随时随地进行锻炼。使用弹力带时,首先将其固定在稳固的物体上,然后抓住弹力带进行拉伸和压缩。

正确使用方法:

（1）握住弹力带,手臂伸直,然后慢慢拉紧弹力带,使其产生一定的阻力。

（2）慢慢将手臂伸直,直至感到肌肉拉伸。

（3）保持姿势几秒钟,然后慢慢放松手臂,回到初始位置。

注意事项：

(1)使用弹力带时,要保持身体稳定,避免晃动。

(2)选择合适的弹力带强度,以免过度拉伸导致受伤。

(3)不要过分依赖弹力带,还要结合其他锻炼方式,以达到全面的健身效果。

3.6.1.2　迷你带

迷你带是一种小型健身器材,适用于进行肩部、腹部、背部等部位的锻炼。使用迷你带时,将其固定在较高的物体上,然后抓住迷你带进行运动。

正确使用方法：

(1)坐或站立在稳固的物体前,抓住迷你带,手臂伸直。

(2)慢慢将手臂向上伸展,直至感到肌肉拉伸。

(3)保持姿势几秒钟,然后慢慢放松手臂,回到初始位置。

注意事项：

(1)使用迷你带时,要保持身体稳定,避免晃动。

(2)选择合适的迷你带强度,以免过度拉伸导致受伤。

(3)不要过分依赖迷你带,还要结合其他锻炼方式,以达到全面的健身效果。

3.6.1.3　哑铃

哑铃是一种常见的健身器材,适用于锻炼手臂、腿部、背部等部位的肌肉。使用哑铃时,可以选择坐姿或站立姿进行锻炼。

正确使用方法：

(1)拿起哑铃,双手握住哑铃把手,保持手臂自然下垂。

(2)慢慢将哑铃向上举起,直至手臂与地面平行。

(3)保持姿势几秒钟,然后慢慢将哑铃降回到初始位置。

注意事项：

(1)使用哑铃时,要保持身体稳定,避免晃动。

(2)选择合适的哑铃重量,以免过度训练导致受伤。

(3)不要过分依赖哑铃,还要结合其他锻炼方式,以达到全面的健身效果。

3.6.1.4　壶铃

壶铃是一种类似哑铃的健身器材,但它的顶部是球形的。使用壶铃时,可以选择坐姿或站立姿进行锻炼。

正确使用方法:

(1)拿起壶铃,双手握住壶铃把手,保持手臂自然下垂。

(2)慢慢将壶铃向上举起,直至手臂与地面平行。

(3)保持姿势几秒钟,然后慢慢将壶铃降回到初始位置。

注意事项:

(1)使用壶铃时,要保持身体稳定,避免晃动。

(2)选择合适的壶铃重量,以免过度训练导致受伤。

(3)不要过分依赖壶铃,还要结合其他锻炼方式,以达到全面的健身效果。

3.6.1.5 杠铃

杠铃是一种常见的健身器材,适用于锻炼手臂、腿部、背部等部位的肌肉。使用杠铃时,可以选择坐姿或站立姿进行锻炼。

正确使用方法:

(1)拿起杠铃,双手握住杠铃,保持手臂自然下垂。

(2)慢慢将杠铃向上举起,直至手臂与地面平行。

(3)保持姿势几秒钟,然后慢慢将杠铃降回到初始位置。

注意事项:

(1)使用杠铃时,要保持身体稳定,避免晃动。

(2)选择合适的杠铃重量,以免过度训练导致受伤。

(3)不要过分依赖杠铃,还要结合其他锻炼方式,以达到全面的健身效果。

3.6.1.6 跑步机

跑步机是一种常见的有氧健身器材,适用于锻炼心肺功能和下肢肌肉。使用跑步机时,首先要调整适当的速度和坡度。

正确使用方法:

(1)踏上跑步机,调整好握把高度,保持身体平衡。

(2)慢慢提高跑步机速度,直至达到适宜的运动强度。

(3)保持运动姿势,用前脚掌着地,注意步频和步幅。

注意事项:

(1)使用跑步机时,要控制好速度,以免摔倒。

(2)调整合适的坡度,以增加运动强度和锻炼效果。

(3)保持身体平衡,避免晃动。

3.6.1.7　动感单车

正确使用方法：

在开始使用动感单车之前，请先调整座椅高度和扶手位置，确保舒适。在骑行过程中，保持身体直立，脚跟放在踏板上，用前脚掌控制节奏。双手握住把手，根据教练的指导进行节奏调整。

注意事项：

（1）在骑行过程中，注意身体平衡，避免身体前后晃动。

（2）佩戴好头盔，确保安全。

（3）避免用脚尖发力，以免造成脚部疲劳。

（4）根据自己的身体状况，适时调整运动强度。

3.6.1.8　椭圆机

正确使用方法：

在椭圆机上运动时，保持身体直立，双手握住把手，脚跟放在踏板上，用前脚掌发力。根据教练的指导，调整速度和阻力。

注意事项：

（1）运动过程中，保持身体平衡，避免前后晃动。

（2）避免用脚尖发力，以免造成脚部疲劳。

（3）根据自己的身体状况，适时调整运动强度。

3.6.1.9　拉力器

正确使用方法：

在使用拉力器时，先调整拉力器的长度和阻力。坐直身体，双手握住把手，保持背部挺直。然后，慢慢拉动手柄，直至肌肉感到收缩，保持片刻后慢慢放松。

注意事项：

（1）使用拉力器时，避免猛拉或猛放，以免造成器材损坏。

（2）保持身体稳定，避免在拉力过程中晃动。

（3）根据自己的身体状况，适时调整运动强度。

3.6.2　如何避免运动损伤及处理运动损伤的方法

运动损伤是运动训练中常见的问题，但通过正确的训练方法和处理措施，可以有效地减少损伤的发生。

3.6.2.1 避免运动损伤的措施

(1)合理规划训练计划。

逐渐增加运动强度和密度:避免突然增加运动强度,给身体适应的时间。

控制训练量和训练频率:根据个人身体状况和运动目标合理安排训练量,避免过度训练。

多样化训练内容:避免长时间进行单一运动,减少运动损伤的风险。

(2)加强肌肉力量和灵活性。

增加肌肉力量:通过针对性的力量训练,增加肌肉的力量和耐力,减少运动损伤的发生。

提高肌肉灵活性:通过拉伸和柔韧训练,提高肌肉的灵活性,减少肌肉拉伤和关节扭伤的风险。

(3)正确的运动姿势和技术。

学习并掌握正确的运动姿势:正确的运动姿势可以减少不必要的负荷和压力,避免运动损伤。

改进运动技术:通过专业教练的指导,改进运动技术,减少技术错误导致的损伤。

(4)充分热身和拉伸。

热身:在进行运动前,进行充分的热身活动,增加关节的活动范围,提高肌肉的温度和血流量。

拉伸:运动后进行适当的拉伸,促进肌肉的放松和恢复,减少肌肉紧张和僵硬。

(5)注意运动环境和安全。

选择安全的运动场地:确保运动场地平整、无障碍物,避免因场地问题导致的损伤。

佩戴适当的防护装备:根据运动项目选择合适的防护装备,如护膝、护腕等,减少运动损伤的风险。

3.6.2.2 处理运动损伤的方法

(1)急性损伤的处理。

立即停止运动:一旦发生急性损伤,应立即停止运动,避免加重损伤。

冷敷:在损伤部位进行冷敷,可以减少血管扩张和肿胀,缓解疼痛。

加压包扎:在受伤部位进行适当的加压包扎,可以减少肿胀出血。

抬高受伤部位:将受伤部位抬高至心脏水平以上,有助于促进静脉回流,减少肿胀。

(2)慢性损伤的处理。

休息和减轻负荷:慢性损伤需要适当的休息和减轻负荷,避免重复造成损伤。

物理治疗:通过物理治疗,如按摩、超声波、电疗等,促进损伤部位的恢复。

强化训练:进行针对性的强化训练,增强受损部位的肌肉力量和耐力。

(3)运动损伤的康复训练。

制定康复计划:根据损伤的严重程度和恢复情况,制定合适的康复计划。

逐渐增加运动强度:在康复过程中,逐渐增加运动强度,避免过早进行高强度运动。

观察身体反应:在康复过程中,密切关注身体的反应,如出现不适,应立即停止运动并寻求专业帮助。

通过合理的训练计划、加强肌肉力量和灵活性、正确的运动姿势和技术、充分热身和拉伸、注意运动环境和安全,可以有效地避免运动损伤的发生。一旦发生运动损伤,应立即采取适当的处理措施,并根据损伤的严重程度进行康复训练。记住,预防胜于治疗,通过科学训练和正确的运动习惯,我们可以享受运动的乐趣,同时保持健康。

第四章 科学健身理念的普及与倡导

4.1 健康生活方式的推广

4.1.1 饮食与运动相结合的重要性

饮食与运动是维持健康的重要因素。合理的饮食和适量的运动可以帮助人们保持健康的体重、预防慢性疾病、提高心理健康水平等。

4.1.1.1 饮食对健康的影响

(1)提供能量和营养素:合理的饮食可以为身体提供足够的能量和营养素,包括蛋白质、碳水化合物、脂肪、维生素和矿物质等。这些营养素对于维持身体的正常生理功能和促进生长发育至关重要。

(2)控制体重:饮食是影响体重的重要因素之一。合理的饮食可以帮助人们控制体重,避免肥胖和消瘦。适当的饮食搭配适量的运动,可以实现健康的体重管理。

(3) 预防慢性疾病:不良的饮食习惯与多种慢性疾病的发生密切相关,如心血管疾病、糖尿病、恶性肿瘤等。合理的饮食可以降低这些慢性疾病的发病风险。

(4) 提高心理健康:饮食对心理健康也有一定的影响。适当的营养摄入可以改善心情、增强记忆力和注意力。一些研究表明,适量的摄入某些营养素,如维生素 B 群、叶酸等,对预防和改善抑郁症状也有一定的帮助。

4.1.1.2 运动对健康的影响

(1)促进身体健康:运动可以增强心肺功能、提高免疫力、增强肌肉和骨骼的强度,有利于身体的健康发展。

(2)控制体重:运动是实现健康体重管理的重要手段之一。适量的运动可以帮助人们燃烧脂肪,减少体内脂肪积累,从而达到控制体重的目的。

（3）预防慢性疾病：运动可以降低心血管疾病、糖尿病、恶性肿瘤等慢性疾病的发病风险。运动可以降低血压、降低胆固醇、改善血糖控制等，有利于预防这些疾病的发生。

（4）提高心理健康：运动对心理健康也有一定的积极影响。适量的运动可以释放压力、改善情绪、增强自信心和自我效能感；运动还可以促进血液循环，增加大脑中的神经递质含量，对改善抑郁症状也有一定的帮助。

4.1.1.3　饮食与运动相结合的重要性

（1）实现健康的体重管理：饮食与运动相结合可以实现健康的体重管理。合理的饮食可以提供足够的营养素和能量，适量的运动可以帮助燃烧脂肪和增加肌肉量，从而实现健康的体重控制。

（2）预防慢性疾病：饮食与运动相结合可以降低慢性疾病的发病风险。合理的饮食可以提供足够的营养素，减少慢性疾病的风险，如高血压、高胆固醇等。适量的运动可以增强心肺功能，提高免疫力，降低慢性疾病的发病风险。

（3）提高心理健康：饮食与运动相结合可以提高心理健康水平。合理的饮食可以提供足够的营养素，改善情绪和心理健康。适量的运动可以释放压力，改善情绪，增强自信心和自我效能感。

（4）增强身体素质：饮食与运动相结合可以增强身体素质。合理的饮食可以为身体提供足够的营养素和能量，支持身体的正常生理功能。适量的运动可以增强肌肉和骨骼的强度，提高身体的灵活性和协调性。

总结起来，饮食与运动相结合对于维持健康至关重要。合理的饮食和适量的运动可以帮助人们保持健康的体重、预防慢性疾病、提高心理健康水平等。为了实现健康，我们应该注重饮食与运动的结合，制定合理的饮食计划和适量的运动计划，并且坚持执行。只有通过饮食与运动相结合，我们才能真正实现健康的目标。

4.1.2　克服不良生活习惯，培养健康的生活方式

不良生活习惯是许多人面临的健康问题之一。吸烟、饮酒、不健康的饮食、缺乏运动作息不规律长期熬夜等，这些习惯对我们的身体造成了严重的影响。然而，改变这些习惯并不容易，需要我们有足够的决心和毅力。

4.1.2.1　克服吸烟的习惯

吸烟是对身体有害的习惯之一。吸烟会导致各种疾病，如肺癌、心脏病等。要克服吸烟的习惯，可以尝试以下方法：

(1)制定戒烟计划:确定一个戒烟的日期,并逐步减少吸烟的数量,直到完全戒烟。

(2)找到替代品:寻找替代吸烟的产品,如口香糖、糖果等,以减轻戒烟过程中的不适感。

(3)避免诱惑:尽量避免与吸烟者接触,远离烟草的诱惑。

(4)寻找支持:告诉家人和朋友你的戒烟计划,并寻求他们的支持和鼓励。

4.1.2.2 克服饮酒的习惯

过度饮酒对身体造成的伤害也是不容忽视的。要克服饮酒的习惯,可以尝试以下方法:

(1)设定饮酒限制:给自己设定一个合理的饮酒量,并严格遵守。

(2)选择健康的饮料:尝试饮用健康的饮料,如果汁、蔬菜汁等,以替代酒精。

(3)避免饮酒场合:尽量避免参加饮酒场合,或选择不饮酒的活动。

(4)寻找替代品:寻找替代饮酒的嗜好,如运动、阅读等,以减轻饮酒的渴望。

4.1.2.3 培养健康的饮食习惯

不良的饮食习惯是导致肥胖、心脏病等疾病的主要原因之一。要培养健康的饮食习惯,可以尝试以下方法:

(1)均衡饮食:确保饮食中包含足够的蛋白质、碳水化合物、脂肪、维生素和矿物质。

(2)控制饮食量:控制饮食量,避免暴饮暴食,保持适度的体重。

(3)选择健康的食物:选择新鲜的蔬菜、水果、全麦面包等健康的食物,避免加工食品和垃圾食品。

(4)合理搭配食物:合理搭配食物,如蔬菜与水果的搭配,肉类与豆类的搭配等,以提高营养价值。

4.1.2.4 培养运动的习惯

缺乏运动是现代人常见的健康问题之一。要培养运动的习惯,可以尝试以下方法:

(1)设定运动目标:确定适合自己的运动目标,如每周进行三次运动,每次30分钟。

(2)选择适合自己的运动方式:选择自己喜欢的运动方式,如跑步、游泳、瑜伽等,以增加运动的乐趣。

（3）建立运动计划：制定详细的运动计划，包括运动的时间、地点和内容。

（4）寻找运动伙伴：找到一起运动的伙伴，以增加运动的动力和乐趣。

克服不良生活习惯，培养健康的生活方式是一个长期而艰难的过程。然而，只要我们有足够的决心和毅力，就一定能够成功。

4.2　科普宣传与教育

4.2.1　利用各种渠道进行科普宣传，如讲座、宣传册、新媒体平台等

随着社会的发展和人民生活水平的提高，人们对健康的关注日益增加。科学健身理念的普及与倡导对于提高人们的身体素质和健康水平具有重要意义。

4.2.1.1　讲座

讲座是一种传统的科普传播方式，具有针对性强、互动性好等特点。举办科学健身讲座，可以让听众深入了解科学健身的知识和方法。以下是一些建议：

（1）邀请专业讲师：邀请具有丰富经验和专业知识的健身教练、营养师、医生等担任讲师，提高讲座的权威性和吸引力。

（2）制定丰富多样的讲座内容：讲座内容可以包括健身方法、运动损伤预防、营养搭配、心理健康等方面，以满足不同听众的需求。

（3）设置互动环节：在讲座过程中设置互动环节，鼓励听众提问，让讲师针对听众的实际情况进行解答。

（4）宣传与组织：通过海报、宣传单等方式提前宣传活动，吸引更多人士参与；同时，精心组织现场，确保讲座的顺利进行。

4.2.1.2　宣传册

宣传册是一种便捷的科普传播工具，可以随时查阅、传播。制作科学健身宣传册，可以让读者了解健身知识，激发他们的健身热情。以下是一些建议：

（1）设计精美：宣传册的外观设计要吸引人，可以使用高质量的图片、图表等元素，增加视觉冲击力。

（2）内容丰富：宣传册应包含健身方法、营养指导、运动损伤预防等方面的内容，以实用性为主。

（3）语言简练：宣传册的语言要简洁明了，避免使用专业术语，使读者容易理解。

（4）发放渠道：宣传册可以通过健身房、社区、学校等渠道免费发放，或者在网

上进行传播。

4.2.1.3 新媒体平台

新媒体平台具有传播速度快、覆盖面广、互动性强等特点,是科学健身理念普及的重要渠道。以下是一些建议:

(1)创建微信公众号、小红书、微博等社交媒体账号,定期发布科学健身知识、资讯和教程。

(2)制作短视频:利用抖音、快手等短视频平台,发布健身教学视频,以生动形象的方式传授健身知识。

(3)合作与互动:与其他健身公众号、微博等进行合作,共同推广科学健身理念;同时,积极回复粉丝留言,解答他们的问题。

(4)线上活动:举办线上健身比赛、讲座等活动,吸引更多人士参与。

通过讲座、宣传册、新媒体平台等多种渠道进行科学健身理念的普及与倡导,有助于提高人们的健身素养,培养正确的健身习惯,从而提高身体素质和健康水平。在实际工作中,可以根据实际情况和需求,灵活运用各种渠道,为实现全民健康作出贡献。

4.2.2 培养公众对科学健身的兴趣,提高其参与度

科学健身是近年来备受关注的话题,越来越多的人开始认识到科学健身的重要性。然而,如何培养公众对科学健身的兴趣并提高其参与度,成了一个亟待解决的问题。

4.2.2.1 普及科学健身知识

(1)创作易于理解的科普文章和视频:通过生动形象的语言、图表和案例,将专业的健身知识转化为易于理解的内容,让公众能够真正掌握科学健身的方法和技巧。

(2)邀请专业健身教练进行讲座:组织线上或线下的科普讲座,邀请具有丰富健身经验的教练为公众解答健身过程中的疑问,提高公众对科学健身的认识。

(3)加强与权威机构的合作:与专业的健身研究机构、医院、体育院校等权威机构合作,共同推广科学健身理念,提高公众的信任度。

4.2.2.2 打造科学的健身环境

(1)完善公共健身设施:政府应加大对公共健身设施的投入,为公众提供舒适、安全的健身环境。

(2)规范商业健身机构:加强对商业健身机构的监管,确保其提供的服务符合科学健身的要求,避免公众受到误导。

(3)推广家庭健身模式:鼓励家庭购买科学的健身器材,如智能健身器材、健身App等,让公众在家就能进行科学健身。

4.2.2.3　举办丰富的健身活动

(1)组织健身比赛:定期举办各类健身比赛,如跑步、瑜伽、健身操等,激发公众的参与热情,提高健身积极性。

(2)开展健身公益活动:邀请知名健身教练、运动员等参与公益活动,为公众提供免费的科学健身指导,让更多人受益。

(3)融入社区健身活动:将科学健身融入社区文化活动,如健身知识讲座、健身表演等,提高社区群众的健身意识。

4.2.2.4　培养健身习惯

(1)制定个性化的健身计划:根据个人的年龄、体质、需求等因素,制定合适的健身计划,让公众在健身过程中感受到成果和乐趣。

(2)建立健身激励机制:通过积分、排行榜、徽章等方式,激励公众坚持健身,培养良好的健身习惯。

(3)倡导全民健身运动:加强宣传,让公众认识到健身对身体健康的重要性,倡导全民参与运动,形成健康的生活方式。

4.2.2.5　加强健身教育

(1)融入学校体育教育:将科学健身知识融入学校体育课程,培养青少年正确的健身观念和习惯。

(3)开展健身教育进企业:为企业员工提供科学的健身指导,帮助他们在工作之余保持健康。

(3)提高健身从业者的素质:加强对健身教练等从业者的培训,确保他们具备专业的健身知识和技能。

要培养公众对科学健身的兴趣,提高其参与度,需要从多个方面入手,包括普及健身知识、打造健身环境、举办健身活动、培养健身习惯和加强健身教育等。只有这样,才能让更多人享受到科学健身带来的好处,提高国民身体素质。

4.3 体医融合的发展趋势

4.3.1 体育与医疗卫生服务的结合:体医融合与运动处方

在当今社会,人们越来越关注健康问题,积极寻找提高身体健康和预防疾病的方法。在这个过程中,体育和医疗卫生服务的结合逐渐受到重视。体医融合是一种将体育与医疗卫生服务相结合的理念,通过运动干预来改善人们的身体健康状况,预防和治疗疾病。运动处方作为一种具体的实施方式,由医疗卫生专业人士开具,指导患者进行科学合理的运动。

4.3.1.1 体医融合的概念及意义

体医融合是指将体育与医疗卫生服务相结合,以体育运动为手段,预防和治疗疾病,提高患者生活质量的一种理念。体医融合的意义主要体现在以下几个方面:

(1)提高人民群众的健康水平:体医融合通过体育运动,有助于增强人们的身体素质,提高免疫力,降低患病的风险,从而提高整体健康水平。

(2)促进医疗卫生服务的发展:体医融合将体育融入医疗卫生服务中,拓展了医疗卫生服务的内容,提高了服务的质量和效率。

(3)降低医疗费用:通过体医融合,患者可以在医生的指导下,进行科学合理的运动,改善健康状况,从而降低对药物和手术等传统医疗手段的依赖,降低医疗费用。

(4)缓解医疗资源紧张:体医融合有助于减轻医疗卫生服务的压力,缓解医疗资源紧张的问题。

4.3.1.2 运动处方的原理及类型

运动处方是由医疗卫生专业人士针对患者的病情、体质和需求等因素,开具的个性化运动方案。运动处方的原理主要依据以下几点:

(1)运动生理学原理:运动可以促进血液循环,增强心肺功能,提高肌肉和骨骼的强度,改善代谢水平等,从而有助于预防和治疗疾病。

(2)运动心理学原理:运动可以释放压力,改善情绪,提高睡眠质量,有助于身心健康。

(3)个性化原则:运动处方需根据患者的年龄、性别、体重、病情、体质等特点进行个性化制定,以确保运动的安全性和有效性。

运动处方的类型主要包括以下几种：

（1）康复运动处方：针对疾病患者，以康复为目的的运动方案，如慢性阻塞性肺疾病（COPD）患者的有氧运动处方、脑卒中患者的康复运动处方等。

（2）预防运动处方：针对健康人群，以预防疾病为目的的运动方案，如心血管疾病预防、糖尿病预防等。

（3）塑形运动处方：针对减肥、增肌等需求的人群，以塑造体形为目的的运动方案。

（4）运动处方：针对休闲娱乐、提高生活质量为目的的运动方案，如瑜伽、太极等。

4.3.1.3　体医融合在医疗卫生服务中的应用

体医融合在医疗卫生服务中的应用主要体现在以下几个方面。

（1）健康评估：通过体育活动，对患者的身体素质、心肺功能、肌肉力量等进行评估，为制定运动处方提供依据。

（2）运动治疗：针对疾病患者，制定个性化的运动处方，进行运动治疗，促进患者康复。

（3）预防疾病：通过体育运动，提高人们的身体素质，增强免疫力，降低患病的风险。

（4）健康教育：向公众普及体育与健康知识，提高人们对体育在维护健康方面重要性的认识。

（5）康复训练：对于慢性病患者、残疾人等特殊人群，提供康复训练服务，帮助他们提高生活能力，提高生活质量。

在我国，体医融合尚处于发展阶段，但已取得了显著成果。例如，部分医院设立康复科，开展运动疗法；社区健身设施不断完善，为广大居民提供便利的锻炼环境；在学校体育教育中，注重培养学生养成体育锻炼的习惯等。未来，我国应进一步加大对体医融合的支持力度，推广运动处方，让更多人受益于体育与医疗卫生服务的结合。

体育与医疗卫生服务的结合是一种有效提高人民群众健康水平、降低医疗费用、缓解医疗资源紧张的方法。通过体医融合，将体育运动融入医疗卫生服务中，为广大患者和健康人群提供科学、个性化的运动方案，有助于实现健康中国战略目标。

体育与医疗卫生服务的结合是一种具有巨大发展潜力的健康服务模式。通过体医融合,我们可以实现疾病的预防和治疗,提高人们的健康水平,降低医疗成本。在我国,体医融合已经取得了初步成果,但还需要政府、医疗机构、社会和企业共同努力,不断完善体医融合服务体系,为人民群众提供更加优质的健康服务。

4.3.2 个人健康管理的重要性及未来发展方向

随着社会的快速发展,人们的生活节奏不断加快,健康问题日益凸显。在这个背景下,个人健康管理的重要性愈发显著。

4.3.2.1 个人健康管理的重要性

(1)提高生活质量。

健康是人生的基石,没有健康,生活品质无从谈起。个人健康管理旨在维护和提升自身健康水平,使人们在生活、工作中始终保持良好的身心状态,从而提高生活质量。

(2)预防疾病。

据统计,我国慢性病患者数量逐年上升,且呈现年轻化趋势。个人健康管理通过定期体检、监测健康状况等方式,及时发现潜在疾病风险,采取预防措施,降低患病概率。

(3)节省医疗成本。

患病后的治疗成本远高于预防成本。通过个人健康管理,提前预防和干预疾病风险,可以有效降低医疗费用,减轻家庭经济负担。

(4)提升工作效率。

健康状况良好的员工更能专注于工作,工作效率更高。个人健康管理有助于提高员工的整体素质,为企业创造更多价值。

(5)促进家庭和社会和谐。

个人健康管理不仅关乎个人,还关系到家庭和社会。健康状况良好的个体能够更好地履行家庭和社会责任,促进家庭和谐、社会稳定。

4.3.2.2 个人健康管理的未来发展方向

(1)科技驱动。

随着人工智能、大数据、物联网等技术的不断发展,个人健康管理将更加智能化、便捷化。例如,智能穿戴设备可以实时监测个人健康状况,大数据分析可用于评估疾病风险,人工智能助手可以提供个性化健康建议等。

（2）全面健康管理。

个人健康管理将从单一的健康指标监测向全面健康管理转变，关注身心健康、生活方式、环境因素等多方面因素。未来的个人健康管理将更加注重预防、干预、康复的全程管理，实现健康促进的全方位覆盖。

（3）跨界融合。

个人健康管理将与其他领域相结合，如医疗、健身、餐饮、旅游等，形成跨界融合的新业态。例如，健康旅游、养生餐饮、健身 App 等，将为个人健康管理提供更多元化的服务。

（4）个性化定制。

随着人们对健康需求的多样化，个性化健康管理将成为发展趋势。深入了解个人健康状况、生活习惯、遗传基因等因素，为每个人提供量身定制的健康管理方案，实现精准健康促进。

（5）全民参与。

个人健康管理将从少数人参与逐渐转变为全民行动。随着健康意识的普及，更多人将主动参与健康管理，形成良好的健康习惯。同时，政府、企业、社会组织等也将共同努力，为全民健康管理提供支持。

（6）健康管理＋互联网。

互联网技术将为个人健康管理带来更多创新玩法。例如，线上健康咨询、远程医疗服务、健康大数据分析等，将使个人健康管理更加便捷、高效。

个人健康管理在提高生活质量、预防疾病、节省医疗成本等方面具有重要意义。未来，随着科技的发展、跨界融合、个性化定制等趋势的推动，个人健康管理将更加完善，成为全民生活的重要组成部分。让我们共同努力，为美好健康的未来不懈奋斗。

4.4 如何将科学健身理念融入日常生活，形成健康的生活习惯

将科学健身理念融入日常生活，形成健康的生活习惯，是提高生活质量、增强身体素质的关键，如何帮助您将科学健身理念融入日常生活，形成健康的生活习惯呢？

4.4.1 科学饮食

（1）均衡膳食：按照营养学原理，合理搭配蛋白质、脂肪、碳水化合物、维生素、

矿物质等营养成分,保证身体各项生理功能正常运行。

(2)控制热量摄入:根据个人身体状况、年龄、性别、体重等制定合理的每日热量摄入量,避免过多摄入导致肥胖,或摄入过少导致营养不良。

(3)适量摄入优质蛋白质:优质蛋白质能帮助肌肉生长和修复,如鸡胸肉、鱼肉、豆腐、鸡蛋等。

(4)多吃蔬菜水果:蔬菜水果富含维生素、矿物质、膳食纤维,有助于提高免疫力、促进消化、防止便秘。

(5)油腻、高热量、高糖食品摄入:这类食品容易导致肥胖、糖尿病、心血管疾病等。

4.4.2 规律运动

(1)制定运动计划:根据个人兴趣、身体状况选择合适的运动项目,如跑步、游泳、瑜伽、健身操等;每周至少进行 3—5 次运动,每次运动时间为 30—60 分钟。

(2)适量增加力量训练:力量训练能帮助增强肌肉、骨骼,提高基础代谢率;每周进行 2—3 次力量训练,如深蹲、卧推、引体向上等。

(3)注意运动强度:运动强度不宜过大,以免造成运动损伤;可以通过心率来监测运动强度,保持心率在最大心率的 60%—80% 之间。

(4)增加有氧运动:有氧运动能帮助提高心肺功能、燃烧脂肪;如跑步、游泳、骑车等。

(5)避免久坐:久坐会导致肌肉萎缩、血液循环不畅;每隔一小时起身活动 5—10 分钟,如拉伸、走动等。

4.4.3 良好作息

(1)保证充足睡眠:成人每晚睡眠时间为 7—9 小时,保持良好的作息习惯,尽量在每晚 11 点前入睡。

(2)避免熬夜:熬夜会影响身体机能、免疫力,容易导致疾病。

(3)合理安排作息:工作、学习、休闲、运动等要有规律,避免过度劳累。

(4)适当午休:午休能帮助缓解疲劳、提高工作效率。每天中午休息 20—30 分钟。

4.4.4 心理平衡

(1)保持积极心态:积极的心态能帮助应对生活压力,降低患病风险。

(2)学会放松:适当参加娱乐活动、旅游等方式放松身心。

（3）培养兴趣爱好：兴趣爱好能帮助减轻工作、生活压力，提高生活质量。

（4）保持社交：与他人沟通交流，分享喜悦与忧愁，增进人际关系。

将科学健身理念融入日常生活，形成健康的生活习惯，需要长期坚持。从饮食、运动、作息、心理等方面入手，全面调养，才能实现身体健康、生活质量的提高。

第五章　基础体能训练

5.1　基础体能概述

5.1.1　基础体能的概念

基础体能是指个体在生活和运动中所表现出的基本身体素质,包括力量、耐力、速度、柔韧性和协调性等方面。它是人体生理机能、运动能力、健康水平的重要体现,也是进行专项运动训练和提高运动成绩的基础。基础体能素质的高低直接影响到运动员的竞技水平、训练效果以及运动寿命。

力量素质:力量素质是指人体肌肉在一次最大努力中所能发挥的力量。它是人体运动能力的重要组成部分,对于运动员的爆发力、耐力和速度都有显著影响。

耐力素质:耐力素质是指人体在长时间运动中所能承受的负荷能力。耐力素质的高低决定了运动员在比赛中的持久力和抗疲劳能力。

速度素质:速度素质是指人体在单位时间内移动的距离。速度素质包括反应速度、动作速度和位移速度,对运动员在比赛中的竞技表现具有关键作用。

柔韧性素质:柔韧性素质是指人体关节、肌肉和韧带在运动中所能达到的最大活动范围。良好的柔韧性有助于减少运动损伤,提高运动效率。

协调性素质:协调性素质是指人体在运动中各部分动作的协同配合能力。协调性素质的高低直接影响到运动员的技术水平和竞技表现。

在基础体能训练中,各个素质的训练和提升都是为了使人体在运动中表现出更好的生理机能和竞技水平,为专项运动训练打下坚实基础。

5.1.2　基础体能训练的目标和意义

基础体能是衡量个体身体素质的基本标准,它在运动、生活和健康维护中占据着至关重要的地位。基础体能涵盖了力量、耐力、速度、柔韧性和协调性等多方面素质,这些素质的协调发展对于提升运动表现、增强身体适应能力以及预防运动损伤均具有重要意义。

在探讨基础体能的定义与重要性时,我们不禁要深入了解其内涵。基础体能不仅仅是肌肉力量和耐力的体现,更是身体综合素质的全面反映。它为运动员和健身爱好者提供了稳固的生理基础,使其在各项活动中能够游刃有余。

进一步来说,基础体能训练的目标在于全面提升身体素质,增强身体各系统的功能。这一过程不仅仅是单纯的锻炼,更是对个体潜能的挖掘和激发。通过系统的基础体能训练,我们能够达到以下目标:提升肌肉力量和耐力,增加关节的灵活性,优化身体协调性,进而减少运动损伤的风险。

因此,基础体能训练的意义不仅仅体现在竞技体育层面,更是融入日常生活的健康保障。它不仅有助于运动员在比赛中取得优异成绩,也能让普通人通过科学训练,提高生活质量,享受健康的美好生活。接下来,我们将详细探讨基础体能训练的要点和训练手段,以期为广大健身爱好者提供实践指导。

5.1.3　基础体能各部分素质意义、训练要点及训练手段

5.1.3.1　力量素质的意义、训练要点及训练手段

(1)意义。

力量素质是基础体能的重要组成部分,其在整个体能结构中占据着核心地位。力量素质的强弱,直接决定了个体在进行各种运动时的表现,以及日常生活中的活动能力。在基础体能训练中,提升力量素质意味着为身体打造了坚实的基础,从而在面对各种挑战时,都能够表现出更加卓越的运动能力。

力量素质在基础体能中的核心地位不容忽视。它是运动表现的关键因素之一。无论是田径、球类还是其他对抗性运动,强大的力量素质都是运动员取得优异成绩的基础。此外,力量素质的提升还能够增强肌肉和骨骼的承受能力,减少运动过程中的受伤风险。

同时,力量素质对生活质量的提升作用同样显著。在日常生活中,良好的力量素质可以帮助我们轻松应对各种体力劳动,减轻身体负担,提高工作效率和生活质量。此外,随着年龄的增长,力量素质的保持和提升有助于延缓衰老过程,增强身体的抵抗力,提升整体健康水平。

因此,重视力量素质的培养,是提高基础体能的关键环节。

(2)训练要点。

在探索基础体能训练的深层次内涵中,力量训练的要点尤为关键。确定训练目标与计划,是力量训练的基石。这一步骤要求我们精确地识别和定位个人的力量需求,制定出既符合个人实际情况,又能逐步提升力量水平的目标。然后,根据目标制定详尽的训练计划,确保每一步训练都有明确的指导和预期效果。

选择适当的训练负荷和频率,是确保训练效果的关键。训练负荷需根据个人的力量基础和恢复能力进行调整,既不能过低导致训练效果不明显,也不能过高引发过度训练或受伤风险。同时,合理安排训练频率,保持训练的连贯性和稳定性,使得肌肉在适度疲劳与恢复之间达到最佳的平衡状态,进而促进力量素质的提升。这种精确且科学的训练方式,将为体能训练带来质的飞跃。

(3)训练手段。

1)自重训练。

自重训练是一种利用身体重量进行锻炼的方法,它简便、高效,适合各种训练场合。例如,俯卧撑能够锻炼胸部、肩部和三头肌;深蹲则能有效增强腿部和臀部肌肉。通过自重训练,不仅能够提升肌肉力量,还能增强关节的稳定性和灵活性。

2)器械训练。

器械训练则是借助哑铃、杠铃等器材进行的锻炼,它能提供更大的阻力,帮助运动员在力量增长上取得突破。例如,使用哑铃进行卧推可以增强胸肌力量;杠铃硬拉则能锻炼背部、臀部和腿部肌肉。器械训练不仅有助于提升肌肉力量,还能改善身体协调性和平衡能力。

3)功能性训练。

功能性训练强调动作的自然性和实用性,如壶铃摇摆和药球投掷等。壶铃摇摆是一种全身性的训练,能锻炼到腿部、臀部、背部和核心肌群;药球投掷则能提升上肢力量和爆发力。功能性训练有助于提高运动员在特定运动项目中的表现,增强运动能力。

5.1.3.2 耐力素质的意义、训练要点及训练手段

(1)意义。

耐力素质是基础体能的重要组成部分,它在运动员竞技表现和日常生活中的功能性方面扮演着关键角色。耐力素质意味着身体在长时间运动中所能承受的负荷和疲劳程度。在基础体能中,耐力素质的作用至关重要,它不仅关系到运动员在比赛中的持久力,还是衡量其整体体能水平的重要指标。

耐力素质对于长时间运动而言,是保持稳定表现和防止提前疲劳的基石。一个拥有良好耐力素质的运动员可以在长时间的运动中保持较高的运动强度,而不会轻易出现体力下降的情况,这对于耐力性项目如长跑、游泳和骑自行车等尤为重要。

在日常生活中,耐力素质同样不可或缺。它能够提升个体的日常活动能力,增强工作效率,甚至在应对压力和挑战时提供更持久的精力支持。一个耐力素质良好的人在进行日常家务、徒步旅行或是面对高强度工作挑战时,都能够更加从容不迫,保持良好的身心状态。

(2)训练要点。

建立基础耐力与专项耐力的平衡,是为了在提升全面体能的同时,针对特定运动项目需求进行的精准强化。在这一过程中,必须精心控制训练的强度和持续时间,以确保训练效果的最大化。

对于基础耐力的打造,关键在于持之以恒的系统性训练,通过长距离慢跑、游泳或骑自行车等有氧运动,逐步提升心肺功能和肌肉的耐力水平。同时,针对专项耐力的训练,需要结合具体运动项目的特点,如足球运动员需要提高乳酸耐受能力,而长跑运动员则需增强长时间维持高速奔跑的能力。

在控制训练强度和持续时间方面,采取递进式的训练策略。初期,以较低强度进行长时间的训练,逐步提高运动者的耐力基础。随着训练的深入,适当增加训练强度,同时控制训练时间,避免过度疲劳导致的运动损伤。例如,可以设置间歇训练,短时间高强度运动后迅速恢复,再次进行高强度训练,以此提高肌肉和心肺的耐力极限。

通过这种平衡基础与专项、强度与时间相结合的训练方法,运动员能够在提升耐力的同时,保持身体和心理的最佳状态,为竞技水平的提升奠定坚实基础。

(3)训练手段。

在探索基础体能的提升之路中,耐力训练作为核心素质之一,其手段多样而富有成效。有氧运动,如跑步、游泳、骑自行车等,通过持续性的心肺耐力锻炼,不仅能够增强心脏功能,还能提升肺部通气量和氧气吸收能力,为身体提供稳定的能量支持。而间歇性训练,尤其是高强度间歇训练 HIIT,通过短时间内的剧烈运动与休息交替,能够在短时间内极大提高身体的代谢率,促进心肺功能和肌肉耐力的快速增长。与此同时,徒手耐力训练也不容忽视,例如长距离俯卧撑、平板支撑等,这些无需器械的锻炼方式,通过肌肉的静态或动态收缩,有效增强肌肉耐力,为日常活动和专项运动打下坚实的基础。以下是耐力训练的几种手段：

1）有氧运动（如跑步、游泳、骑自行车等）。

有氧运动通过持续而均匀的运动节奏，帮助身体适应长时间的运动需求，同时促进血液循环，提高心肺功能，是提升基础耐力的有效途径。

2）间歇性训练（如高强度间歇训练 HIIT）。

间歇性训练，尤其是 HIIT，通过高强度的短时间运动，迅速提升心率，随后进行短暂的休息恢复。这种方式不仅能够快速提高心肺耐力，还能有效减脂，提升运动表现。

3）徒手耐力训练（如长距离俯卧撑、平板支撑等）。

利用自身体重的徒手训练，如长距离俯卧撑、平板支撑，可以针对性地锻炼肌肉耐力，尤其是核心肌群，对于保持身体稳定性和平衡性有着重要作用。

5.1.3.3　速度素质的意义、训练要点及训练手段

（1）意义。

速度素质在基础体能的构成中占据着至关重要的地位。它不仅直接关系到个体在运动中的表现，更深刻地影响着运动时的反应速度和动作效率。速度素质的提升意味着在同等条件下，能够以更快的速度完成指定动作或距离，从而在竞技场合取得优势。

在基础体能训练中，速度素质的强化，可以显著提升运动员的爆发力、敏捷性和协调性，使其在比赛中更为灵活，更易适应复杂的运动场景。同时，速度素质的提升还能增强运动员在瞬间反应中的决策能力，这对于提升运动表现，尤其是在需要快速决策和反应的运动项目中，具有不可忽视的价值。因此，速度素质的培养是提高整体运动能力，优化运动成绩的关键环节。

（2）训练要点。

速度训练是提升体能素质的关键环节，其核心要点旨在提高反应速度和动作协调性，以及强化肌肉爆发力和快速收缩能力。

在速度训练中，提升反应速度和动作协调性至关重要。训练者需通过反复练习，锻炼神经系统的敏锐度和肌肉的记忆力，以达到快速响应的目的。例如，采用信号刺激训练，能够在短时间内提升运动员的反应速度。同时，动作协调性的培养也不容忽视，它能够帮助运动员在复杂动作中保持稳定性和准确性，从而提高整体运动效能。

此外，强化肌肉爆发力和快速收缩能力是速度训练的另一重要方面。肌肉爆

发力是指肌肉在短时间内快速发挥力量的能力,这对于短跑等需要快速加速的运动项目尤为关键。通过专门的爆发力训练,如跳箱、爆发力举重等,可以显著提升肌肉的爆发力。同时,快速收缩能力的训练,则可以通过高频次的肌肉伸缩练习,如快速伸缩腿部的弹力带训练,来增强肌肉在运动中的快速反应。

通过这样的训练,运动员不仅可以提高速度,还能增强运动中所需的灵活性和力量,为提升整体运动表现打下坚实的基础。

(3)训练手段。

速度的提升依赖于反应速度、动作速度和位移速度的协同作用。以下是几种训练手段的详细解析。

1)短跑训练(如起步、冲刺等)。

短跑训练旨在提升起跑时的爆发力和加速阶段的速度。在训练中,可以通过以下方法强化素质:

起步训练:通过模拟起跑动作,强化腿部爆发力和反应速度,如利用起跑架进行起跑练习。

冲刺训练:通过设置不同距离的冲刺练习,提升运动员在加速和维持最高速度阶段的体能。

2)跳跃训练(如跳绳、箱跳等)。

跳跃训练对提升身体的爆发力和协调性具有重要意义。以下训练方法可供参考。

跳绳:连续跳跃可增强下肢肌肉的爆发力和耐力,提高整体协调性。

箱跳:通过跳跃上高箱,锻炼下肢力量和爆发力,同时提高身体的稳定性。

3)柔韧性训练(如动态拉伸、PNF 拉伸等)。

柔韧性训练有助于提升肌肉的伸展能力和关节的活动范围,从而提高运动速度。以下训练方法可供借鉴。

动态拉伸:通过模拟运动动作的拉伸,增加肌肉的温度和弹性,为高强度运动做好准备。

PNF 拉伸:即肌肉放松—收缩反射拉伸,通过先使肌肉收缩再放松的方式,提高肌肉的柔韧性。

通过这些训练手段的合理安排和实施,可以有效提升运动员的速度素质,进而优化其在竞技体育中的表现。

5.1.3.4　柔韧素质的意义、训练要点及训练手段

(1)意义。

在基础体能训练的众多构成要素中，柔韧素质以其独特的方式，发挥着不可忽视的作用。柔韧性不仅体现了关节活动的幅度和肌肉的伸展能力，它更是运动表现与损伤预防之间的一座桥梁。具备良好的柔韧性，意味着运动者在进行大幅度动作时，能更加自如地控制身体，这对于提升运动效能至关重要。在基础体能中，柔韧素质的价值体现在它能增强运动员对运动技能的掌握，提高运动时的协调性和灵活性，从而在竞技场合中展现出更佳的表现。

进一步深入分析，柔韧素质对预防运动损伤的贡献同样显著。因为在运动过程中，良好的柔韧性能够减少肌肉和关节受到的冲击力，降低运动过程中的受伤风险。同时，通过提高肌肉和关节的适应能力，柔韧性训练有助于提升运动员的耐力，为他们在高强度训练和比赛中保持最佳状态提供支持。当运动员的肌肉和关节拥有更大的活动范围时，他们的动作会更加流畅，不仅能够有效避免因动作僵硬而造成的伤害，还能在竞技中发挥出更佳的运动效能，展现高超的运动技巧。因此，柔韧素质在基础体能训练中的地位不容忽视，它既是一种保障，也是一种提升运动表现的手段。

(2)训练要点。

在细致地探讨柔韧训练的要点时，必须深入掌握正确的拉伸方法与适宜的时长，这是确保训练效果的关键所在。正确的拉伸方法要求我们在训练中缓慢地将肌肉延展至其最大范围的边缘，同时保持呼吸均匀，不应有猛烈的弹跳动作，以免造成肌肉撕裂或其他损伤。在这一过程中，每个拉伸动作的持续时间至关重要，通常建议保持 15 至 30 秒，这样不仅有助于肌肉纤维的伸展，还能够提升关节的活动范围。

与此同时，我们必须警惕过度拉伸所带来的风险。过度的拉伸可能导致肌肉或关节损伤，这种损伤有时是慢性的，不易察觉，但时间久了会影响训练效果甚至日常生活。因此，在训练中应时刻注意身体的反馈，避免感受到剧烈疼痛。若在拉伸中出现疼痛，应立即停止并适当减轻力度，因为疼痛是身体发出的警告信号，告诉我们已经超出了肌肉可承受的范围。通过精确控制拉伸的幅度与力度，我们可以有效地提高柔韧性，同时保护身体免受伤害。

(3)训练手段。

在体能训练的众多环节中，柔韧性训练是提升身体综合素质不可或缺的一环。

它不仅能够增强关节的活动范围,提高运动表现,还能有效预防运动伤害。以下是一些柔韧训练的手段,它们各自承载着独特的训练意义和效果。

静态拉伸,这是一种基础且广泛应用的柔韧训练方法。它通过长时间保持特定的伸展姿势,如股四头肌拉伸和背部拉伸,来逐渐增加肌肉的伸展能力。静态拉伸有助于放松肌肉,减少肌肉紧张和僵硬,提高肌肉的柔韧性。

动态拉伸则与静态拉伸有所不同,它通过模拟运动动作的方式进行肌肉拉伸,如摆腿和臂圈等动作。这种方法在增加肌肉柔韧性的同时,还能够激活肌肉,提高肌肉温度和促进血液循环,为接下来的训练或比赛做好准备。

PNF 拉伸,即收缩—放松拉伸,这是一种更为高级的柔韧训练技术。它通过先让肌肉进行最大限度的收缩,然后迅速放松,接着是被动的或主动的伸展,从而提高肌肉的伸展性。这种方法对于提升特定肌肉群的柔韧性非常有效,尤其适用于运动员和高强度训练需求的人群。

这三种拉伸手段各有千秋,但目标一致,都是为了提升身体的柔韧性。训练者可根据自身的身体状况和训练目的,合理选择和运用不同的训练方法,以达到最佳训练效果。

5.1.3.5 协调素质的意义、训练要点及训练手段

(1)意义。

协调素质是基础体能训练中不容忽视的核心要素,它在提升运动表现和保障身体安全方面起着至关重要的作用。协调素质的实现,意味着运动者能够更加精确地控制身体的每个部分,确保动作的连贯性和高效性,这在诸多体育项目中都至关重要。在基础体能中,协调素质的必要性体现在它能够有效预防运动伤害,提升运动员动作的精准度和美感,进而增强运动技能的掌握程度。

协调素质对运动技能的影响深远,它不仅关乎运动表现的精湛,更是提升运动技能水平的关键。一个协调性良好的运动员,能够更好地将力量、速度、耐力等体能要素融入具体的动作中,使得技能发挥得更加出色。同时,协调素质对身体控制的增强,有助于运动员在高速运动或复杂动作中保持平衡,这对于提高运动成绩和减少运动损伤风险具有直接效果。

通过对协调素质的深入训练,运动员可以提升神经系统的灵活性和肌肉反应速度,这对于各种运动项目中的快速适应和复杂动作的精准执行至关重要。因此,无论是在日常训练中,还是在竞技比赛的准备中,提升协调素质都是不可或缺的训练环节。

（2）训练要点。

协调训练的要点，在于强化神经肌肉协调能力，提升身体的灵活性与稳定性。在这一过程中，关键是通过精确的训练动作，让神经系统与肌肉群建立起高效的联系。训练者需要通过反复练习，使每一个动作都达到精细化处理，从而在复杂运动中实现肌肉群的同步工作，提高运动表现。

在此基础上，增加训练的多样性和复杂性，是提升协调能力的重要策略。通过引入不同的训练模式和难度，可以不断挑战训练者的适应能力，促进神经系统的快速反应和肌肉记忆的形成。例如，结合跳跃、旋转、平衡等多种元素，设计综合性训练项目，让训练者在动态变化的环境中调整身体，培养其对空间和时间的敏锐感知。

此外，还可以利用专业的训练工具，如平衡球、悬吊训练系统等，来提升训练的难度和效果。这些工具不仅增加了训练的趣味性，还能够针对性地锻炼身体各个部位的协调性，进一步强化神经肌肉协调能力，让训练者在面对复杂动作时能够游刃有余。

（3）训练手段。

在基础体能训练中，协调能力的培养至关重要。协调训练旨在提高身体的灵活性和反应速度，以下是几种有效的训练手段。

1）平衡训练。

平衡训练通过单腿站立、瑞士球训练等方式，帮助运动员掌握身体重心，增强核心稳定性。单腿站立可以在静态中锻炼身体的平衡能力，而瑞士球训练则通过动态的不稳定环境，迫使身体不断调整，从而提高平衡和协调性。

2）复合动作训练。

复合动作训练如翻滚、倒立行走等，要求运动员在空间中进行多维度运动，这有助于提升身体的敏捷性和空间定位能力。这些动作不仅锻炼了肌肉的协调性，还促进了大脑与身体的交流，提高了整体的运动智慧。

3）适应性训练。

适应性训练通过闭眼跳跃、迷宫行走等形式，训练运动员在视觉受限或环境复杂条件下的适应能力。闭眼跳跃要求运动员在没有视觉辅助的情况下判断距离和位置，而迷宫行走则锻炼了在复杂环境中的方向感和决策能力。

这些训练手段相互补充，共同构成了协调训练的全面体系，助力运动员在竞技场上展现出色的身体协调性。

5.1.4 小结

在深入探索基础体能训练的深远意义之后,我们可以更清晰地认识到,每一项体能素质的提升,对于运动员的整体表现来说,都是不可或缺的基石。耐力确保了运动员在长时间的运动中保持稳定的性能;力量是爆发力和速度的基础,决定了运动员在瞬间发力时的表现;柔韧性则有助于预防运动伤害,保持运动的流畅性;而速度则是直接决定运动员在竞技中反应快慢的关键。总结这些基础体能各部分素质的意义,它们共同构成了运动表现的复合体,为专项技能的发挥提供了坚实的支撑。

针对每一项素质的训练要点,我们应当注重手段的选择与调整,使之既能符合训练的科学性,又能贴合运动员个体的实际情况。例如,在耐力训练中,逐步增加运动负荷和持续时间是关键,同时,间歇训练法的合理应用能够有效提升运动员的有氧和无氧耐力;力量训练应强调正确动作的重复练习,避免因错误动作导致的伤害,同时应结合运动员的肌肉类型和运动需求选择合适的训练方法;柔韧性训练中,静态拉伸和动态拉伸的结合使用,能更全面地提升运动员的柔韧范围和运动能力;速度训练则需要通过重复的高速动作练习,以及反应训练,来提升运动员的快速反应能力和动作速度。

在这一过程中,我们必须强调长期坚持训练的重要性,体能的提升并非一朝一夕之事,它需要自我持续的投入和不懈的努力。同时,个性化训练的制定也是至关重要的,每位个体的身体条件、技术特点及运动目标都存在差异,因此,个性化的训练计划能够更精准地满足运动员的提升需求,促进其运动表现的最大化。通过个性化的训练,运动员不仅能够更高效地提升体能,还能在此过程中减少受伤害的风险,为达成更高的运动成就奠定坚实的基础。

5.2 基础体能各部分素质训练方法大全

5.2.1 力量素质训练方法

5.2.1.1 臂部力量训练

(1)上臂力量练习。

1)窄握距卧推。

锻炼部位:主要锻炼肱三头肌,辅助锻炼胸大肌、三角肌前部。

动作要领:

❖躺在平板卧推凳上,双脚平放在地面上,保持身体稳定。

❖双手窄握距握住杠铃,握距大约比肩宽稍窄。

❖启动时吸气,慢慢将杠铃放下至胸中部,肘部弯曲成90度角。

❖用力将杠铃推起至手臂伸直,同时呼气。

❖控制动作,避免手臂完全伸直后快速下落。

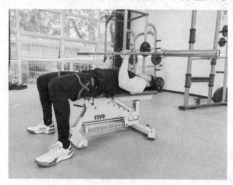 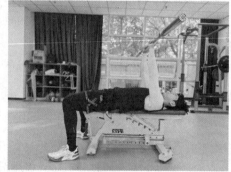

2)仰卧颈后臂屈伸。

锻炼部位:主要锻炼肱三头肌。

动作要领:

❖身体平躺在长凳上,双手握住杠铃,掌心向上。

❖从头部上方开始,弯曲肘部,将杠铃慢慢下落至颈部后方。

❖用肱三头肌的力量将杠铃推回起始位置,同时呼气。

❖动作过程中保持大臂稳定,不要摆动。

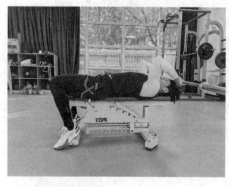 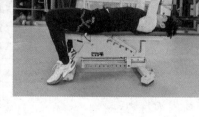

3)颈后臂屈伸。

锻炼部位:主要锻炼肱三头肌。

动作要领：

❖站立或坐在椅子边缘，双手握住哑铃，举至头顶。

❖弯曲肘部，将哑铃缓慢放至颈后。

❖用力将哑铃推回头顶位置，手臂伸直。

❖动作过程中保持背部挺直，避免用身体摆动。

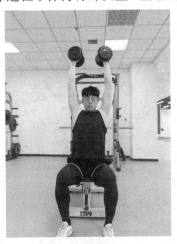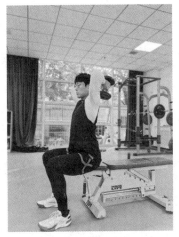

4）弯举。

锻炼部位：主要锻炼肱二头肌。

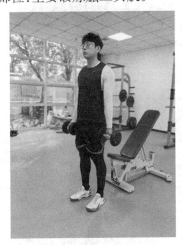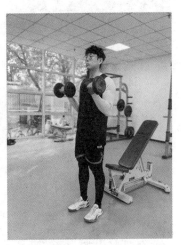

动作要领：

❖站立或坐立，双手握住哑铃，手臂自然下垂。

❖保持上臂静止，用力弯曲肘部，将哑铃举起至肩部。

❖然后缓慢放下哑铃，回到起始位置。

❖动作过程中保持背部挺直,避免用身体摆动。

5)窄握距引体向上。

锻炼部位:主要锻炼背阔肌,辅助锻炼肱二头肌和前臂肌肉。

动作要领:

❖双手窄握距握住横杠,身体悬挂在横杠下方。

❖用力将身体向上拉,直到头部超过横杠。

❖缓慢放下身体,回到起始位置。

❖动作过程中保持身体稳定,避免摆动。

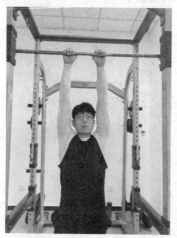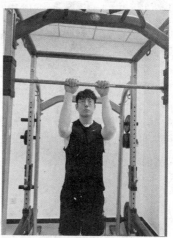

6)双臂屈伸。

锻炼部位:主要锻炼肱三头肌。

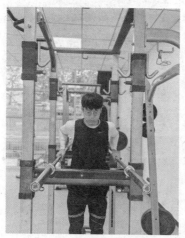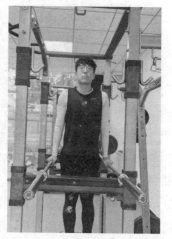

动作要领：

❖站立，双脚与肩同宽，双手握住横杠，与肩同宽。

❖保持上臂稳定，弯曲肘部，将横杠向下拉至胸前。

❖用力伸直手臂，将横杠推回起始位置。

❖动作过程中保持身体稳定，避免摆动。

7）仰卧撑。

锻炼部位：主要锻炼胸大肌，辅助锻炼肱三头肌和三角肌。

动作要领：

❖身体平躺在地面上，双手放在身体两侧，手指指向前方。

❖用力将身体推起，直到手臂伸直。

❖缓慢下降身体，直到背部接近地面。

❖动作过程中保持身体成一直线，避免臀部下沉或翘起。

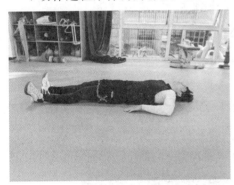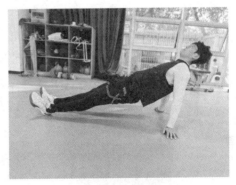

（2）前臂力量练习。

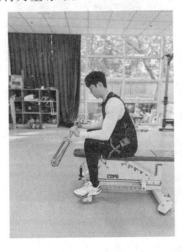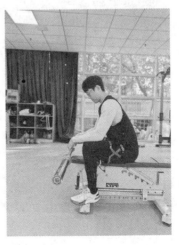

1)腕屈伸。

锻炼部位:腕屈伸主要锻炼的是前臂屈腕肌群和伸腕肌群,包括屈腕肌、伸腕肌以及相关的辅助肌群。

动作要领:

❖准备姿势:取坐姿,将杠铃或哑铃放置在膝盖上或凳子上,双手正握或反握横杆。

❖动作过程:保持前臂固定,仅用腕部力量进行屈伸动作;在屈伸过程中,腕关节应保持正直,避免手腕过度弯曲或后仰。

❖注意事项:动作要平稳,避免快速抖动;在整个动作过程中,注意力应集中在腕部的运动上,确保肌肉得到充分刺激。

2)旋腕练习。

锻炼部位:旋腕练习主要锻炼的是手腕的旋转肌群,包括旋前肌和旋后肌。

动作要领:

❖准备姿势:取坐姿,手握哑铃或杠铃,手臂自然下垂,掌心朝前。

❖动作过程:以手腕为轴心,向前或向后旋转手腕,使哑铃或杠铃随之旋转;在旋转过程中,手臂保持不动,仅手腕进行旋转。

❖注意事项:旋转动作要缓慢而有控制,避免用力过猛导致关节损伤;保持呼吸均匀,不要屏气。

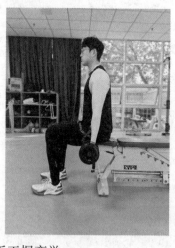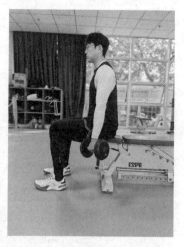

3)斜板正握弯举。

锻炼部位:斜板正握弯举主要锻炼的是肱二头肌,同时也能刺激前臂的屈肌群。

动作要领：

❖准备姿势：取坐姿，身体靠在斜板上，手臂自然下垂，掌心朝前握住杠铃。

❖动作过程：用力弯曲肘关节，将杠铃向上举起至胸前，然后缓慢放下；在整个动作过程中，肘部应保持稳定，不要前后移动。

❖注意事项：动作要平稳，避免快速抖动；在举起到最高点时，可以稍作停留，然后缓慢放下，让肌肉得到充分伸展。

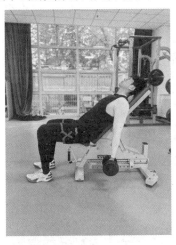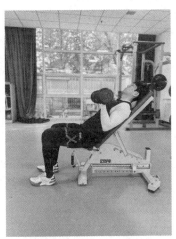

5.2.1.2 肩部力量训练

（1）斜上推举。

锻炼部位：主要锻炼肩部三角肌前束，同时也能锻炼到胸大肌和肱三头肌。

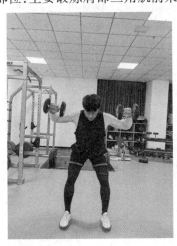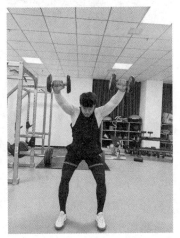

动作要领：

❖站立，两脚与肩同宽，膝盖微微弯曲，保持身体稳定。

❖手握哑铃,掌心朝下,将哑铃举至肩部高度,肘部弯曲。

❖呼气时,用肩部力量将哑铃向斜上方推举至头顶,直至手臂伸直。

❖吸气时,缓慢将哑铃降回肩部高度,注意肘部始终保持弯曲。

❖动作过程中,保持身体稳定,不要过度摇摆。

(2)快推。

锻炼部位:主要锻炼肩部三角肌中束,同时也能锻炼到肱三头肌和斜方肌。

动作要领:

❖站立,两脚与肩同宽,膝盖伸直,保持身体稳定。

❖双手握哑铃,掌心朝前,将哑铃举至肩部高度,肘部弯曲。

❖呼气时,迅速将哑铃向上推举至头顶,直至手臂伸直。

❖吸气时,缓慢将哑铃降回肩部高度,注意肘部始终保持弯曲。

❖动作过程中,保持身体稳定,尽量让肩部发力。

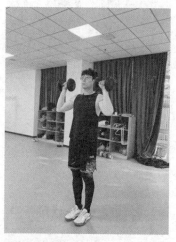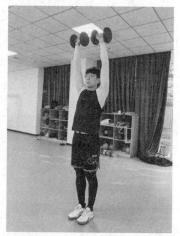

(3)直臂绕环。

锻炼部位:主要锻炼肩部三角肌,同时也能锻炼到肱二头肌和肱三头肌。

动作要领:

❖站立,两脚与肩同宽,膝盖微微弯曲,保持身体稳定。

❖双手握哑铃,掌心朝下,手臂伸直。

❖呼气时,将哑铃向前绕环,直至手臂与地面平行。

❖吸气时,将哑铃向后绕环,直至手臂再次与地面平行。

❖动作过程中,保持手臂伸直,不要过度摇摆。

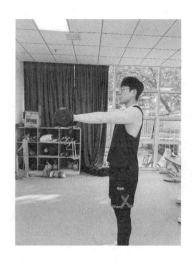

（4）肩部前推。

锻炼部位：主要锻炼肩部三角肌，同时也能锻炼到核心肌群和肱三头肌。

动作要领：

❖俯卧，两手撑地，手臂伸直，双脚尖部着地，身体成一直线。

❖呼气时，用肩部力量将身体移动前推，直至手臂伸直。

❖吸气时，用肩部力量将身体拉回原位，注意手臂始终保持伸直。

❖动作过程中，保持身体稳定，尽量让肩部发力。

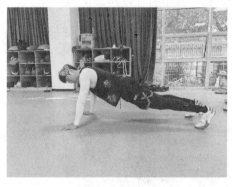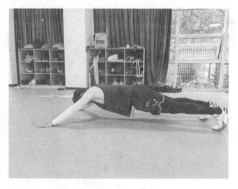

（5）胸前推举。

锻炼部位：主要锻炼胸大肌、三角肌前束、肱三头肌和肘肌。

动作要领：

❖站立或坐姿，双脚与肩同宽，保持身体稳定。

❖双手握哑铃或杠铃，置于胸前，掌心朝前。

❖吸气，用力将哑铃或杠铃推至头顶上方，直至手臂伸直。

❖呼气,缓慢将重物降回胸前。

❖注意肘部在整个动作过程中应略低于手腕,避免手腕过度受力。

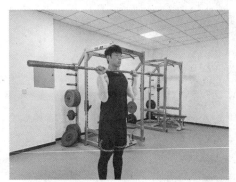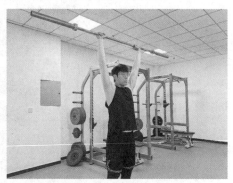

(6)颈后推举。

锻炼部位:主要锻炼三角肌后束、肱三头肌和肩部深层肌肉。

动作要领:

❖站立或坐姿,保持身体稳定。

❖双手握哑铃或杠铃,置于颈后,掌心朝前。

❖吸气,用力将哑铃或杠铃推至头顶上方,直至手臂伸直。

❖呼气,缓慢将重物降回颈后。

❖注意推举过程中,肘部应保持在头部后方,避免对颈椎造成压力。

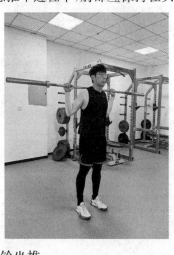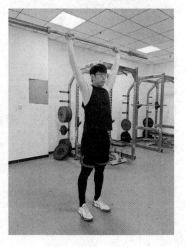

(7)翻铃坐推。

锻炼部位:主要锻炼胸大肌、三角肌、肱三头肌和肩部肌肉群。

动作要领:

❖坐在平板凳上,保持身体稳定。

❖双手握哑铃,从身体两侧开始,掌心朝前。

❖吸气,将哑铃翻至肩部上方,同时保持肘部略微弯曲。

❖呼气,用力将哑铃推至头顶上方,直至手臂伸直。

❖呼气,缓慢将哑铃降回肩部,再翻转哑铃回到起始位置。

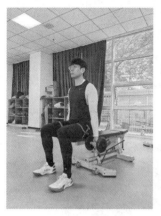 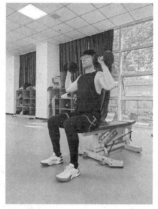 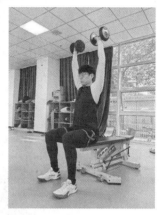

(8)两臂前上举。

锻炼部位:主要锻炼三角肌中束和前束,以及肩部其他辅助肌肉。

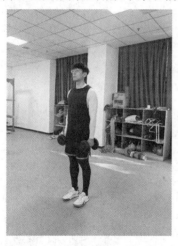 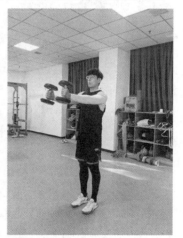

动作要领:

❖站立,双脚与肩同宽,保持身体稳定。

❖双手握哑铃,垂于身体两侧,掌心朝内。

❖吸气,同时用力将哑铃前上举至与肩平行。

❖呼气,缓慢将哑铃降回起始位置。

❖注意上举过程中,肘部应略微弯曲,避免完全伸直。

(9)立臂前上举。

锻炼部位:主要锻炼三角肌前束和肩部肌肉。

动作要领:

❖站立,双脚与肩同宽,保持身体稳定。

❖双手握哑铃,垂于身体两侧,掌心朝前。

❖吸气,同时用力将哑铃前上举至头顶上方,直至手臂伸直。

❖呼气,缓慢将哑铃降回起始位置。

❖注意整个动作过程中,手腕应保持直立,避免手腕受伤。

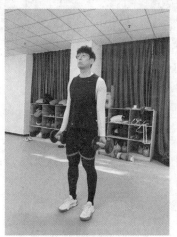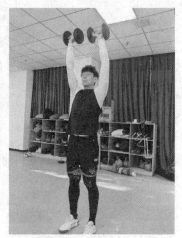

(10)侧上举。

锻炼部位:主要锻炼三角肌中束和后束,以及肩部其他辅助肌肉。

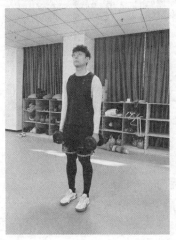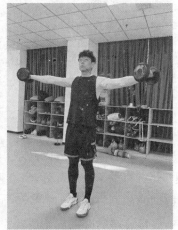

动作要领:

❖站立,双脚与肩同宽,保持身体稳定。

❖双手握哑铃,垂于身体两侧,掌心朝内。

❖吸气,同时用力将哑铃侧上举至与肩平行。

❖呼气,缓慢将哑铃降回起始位置。

❖注意上举过程中,肘部应略微弯曲,避免完全伸直,同时保持身体平衡。

(11)俯卧飞鸟。

锻炼部位:胸部、三角肌、肱二头肌。

动作要领:

❖面朝下俯卧于平板上,双手握哑铃,掌心朝内。

❖双臂伸直,与肩同宽,然后将哑铃慢慢上抬至最高点。

❖上抬过程中,胸部用力,三角肌和肱二头肌收缩。

❖到达最高点后,稍作停留,然后慢慢还原。

❖动作过程中,保持腹部紧贴平板。

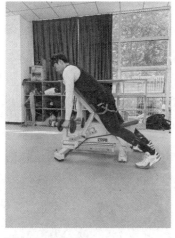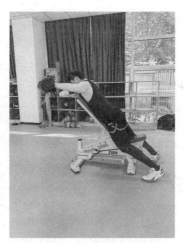

(12)两臂侧摆提肘拉。

锻炼部位:背部、三角肌、肱二头肌。

动作要领:

❖保持站立姿势,双脚与肩同宽,身体保持稳定。

❖双手握哑铃,掌心朝内,直臂垂于身体两侧。

❖抬起哑铃,直至手臂与地面平行,同时肘部向上弯曲。

❖慢慢还原,回到初始位置。

❖动作过程中,背部、三角肌和肱二头肌收缩,保持肘部向上。

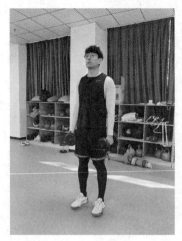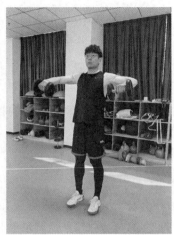

(13)快挺杠铃。

锻炼部位:腿部、臀部、腰背。

动作要领:

❖站在杠铃下方,双脚与肩同宽,腰背保持直立。

❖握住杠铃,手臂伸直,然后向上挺起杠铃。

❖挺起过程中,腿部、臀部、腰背用力,直至身体站直。

❖慢慢还原,回到初始位置。

❖动作过程中,保持腰背直立,避免弯曲。

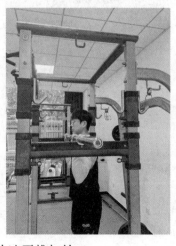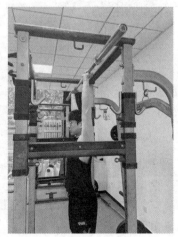

(14)快速平推杠铃。

锻炼部位:胸部、三角肌、肱二头肌。

动作要领：

❖躺在平板卧推凳上，双脚与肩同宽，腰背紧贴平板。

❖双手握杠铃，掌心朝前，手臂伸直。

❖向上推动杠铃，直至手臂与地面平行。

❖慢慢还原，回到初始位置。

❖动作过程中，胸部、三角肌和肱二头肌收缩，保持背部紧贴平板。

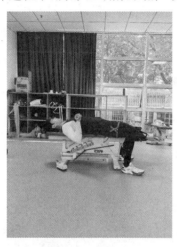 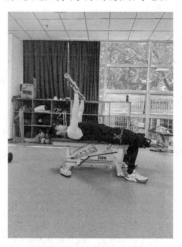

5.2.1.3　背部力量训练

(1)高翻。

锻炼部位:三角肌前束、肱二头肌、肱三头肌、肩胛提肌、斜方肌、前锯肌。

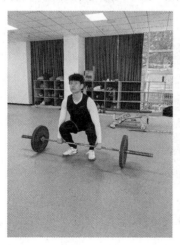 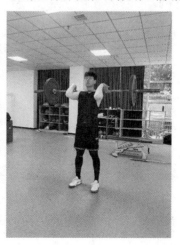

动作要领：

❖站立，双脚与肩同宽，杠铃位于地面。

❖以握距略宽于肩部的姿势握住杠铃，掌心朝后。

❖保持背部挺直，用力将杠铃从地面拉至胸前，同时膝盖弯曲，身体向前倾。

❖用力挺胸，将杠铃翻至肩部，肘部向上。

❖身体复位，杠铃置于肩部，然后慢慢还原至地面。

（2）持铃耸肩。

锻炼部位：斜方肌、肩胛提肌。

动作要领：

❖站立，双脚与肩同宽，手持哑铃或杠铃。

❖双臂自然下垂，掌心朝内。

❖用力向上耸肩，尽量让肩部触碰耳朵。

❖保持顶峰收缩1—2秒，然后慢慢还原。

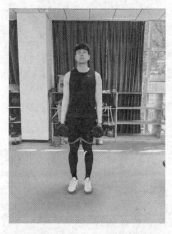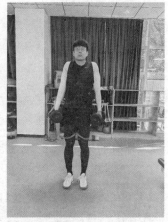

（3）俯立划船。

锻炼肌肉：三角肌后束、斜方肌、菱形肌、肱二头肌、前锯肌。

动作要领：

❖站立，双脚与肩同宽，身体前倾，背部直。

❖双手握住杠铃，掌心朝后，握距与肩同宽。

❖保持背部挺直，用力将杠铃拉向腹部，肘部紧贴身体。

❖保持顶峰收缩1—2秒，然后慢慢还原。

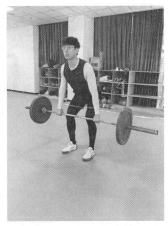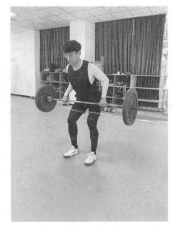

（4）俯卧上拉。

锻炼部位：背阔肌、菱形肌、肩胛提肌、三角肌后束、肱二头肌。

动作要领：

❖俯卧在长凳上，双脚固定，双手握住横杠。

❖保持身体稳定，用力将横杠拉向腹部，肘部紧贴身体。

❖保持顶峰收缩1—2秒，然后慢慢还原。

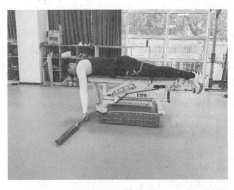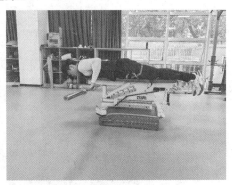

（5）直腿硬拉。

锻炼部位：竖脊肌、臀大肌、股二头肌、腓腹肌、斜方肌、肩胛提肌。

动作要领：

❖站立，双脚与肩同宽，脚尖微微向外。

❖双手握住杠铃，掌心朝后，握距与肩同宽。

❖保持背部挺直，用力将杠铃拉起至膝盖位置，然后站直。

❖保持顶峰收缩1—2秒，然后慢慢还原。

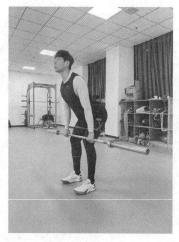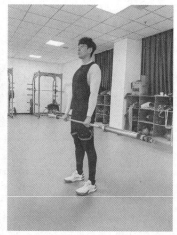

（6）宽握距引体向上。

锻炼部位：背阔肌、肱二头肌、三角肌后束、菱形肌、肩胛提肌。

动作要领：

❖双手宽握横杠，掌心朝前。

❖保持身体悬垂，用力将身体向上拉，直至下巴超过横杠。

❖保持顶峰收缩1—2秒，然后慢慢还原。

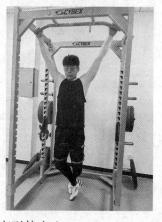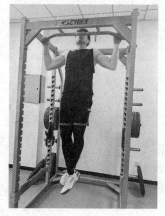

（7）颈后宽引体向上。

锻炼部位：背阔肌、三角肌后束、菱形肌、肱二头肌、肩胛提肌。

动作要领：

❖双手握住横杠，掌心朝前，握距与肩同宽。

❖保持身体悬垂，用力将身体向上拉，直至头顶超过横杠。

❖保持顶峰收缩1—2秒，然后慢慢还原。

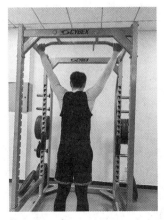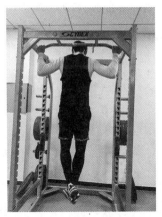

（8）直臂前下压。

锻炼部位：肱三头肌、三角肌后束、肩胛提肌。

动作要领：

❖ 站立，双脚与肩同宽，上臂贴住身体，前臂垂直地面，握住横杠。

❖ 保持上臂稳定，用力将横杠向下压，直至手臂完全伸直。

❖ 保持顶峰收缩 1－2 秒，然后慢慢还原。

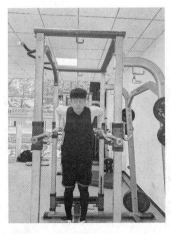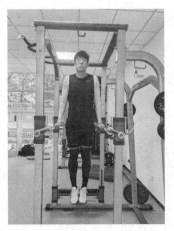

（9）双臂下拉。

锻炼部位：背阔肌、肱二头肌、三角肌后束、菱形肌。

动作要领：

❖ 站立，双脚与肩同宽，身体前倾，上臂垂直地面，相对握住横杠。

❖ 保持上臂稳定，用力将横杠向下拉，直至手臂完全弯曲。

❖ 保持顶峰收缩 1－2 秒，然后慢慢还原。

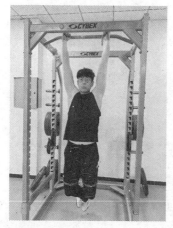
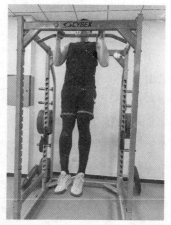

(10)宽颈后推。

锻炼部位：三角肌前束、肱三头肌、肩胛提肌。

动作要领：

❖站立，双脚与肩同宽，双手握住杠铃，掌心朝前，握距与肩同宽。

❖保持背部挺直，将杠铃置于颈后，肘部向上。

❖用力将杠铃推至头顶，直至手臂完全伸直。

❖保持顶峰收缩 1—2 秒，然后慢慢还原。

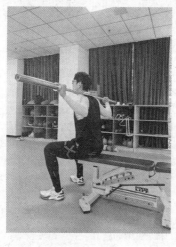
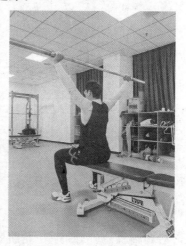

5.2.1.4　腰部力量训练

(1) 山羊挺身。

锻炼部位：

主要锻炼部位：竖脊肌、臀大肌、腰方肌；

次要锻炼部位:股二头肌,半腱肌。

动作要领:

❖ 调整山羊椅的高度,使其与膝盖高度一致。

❖ 面朝下趴在山羊椅上,双脚勾住前方横杆,确保身体稳定。

❖ 双手交叉放在胸前或抱住头部,保持身体挺直。

❖ 吸气,慢慢向下弯曲腰部,直至上身与地面平行。

❖ 呼气,用力向上挺身,直至腰部完全挺直,收缩腰部肌肉。

❖ 保持顶峰收缩 1—2 秒,然后缓慢还原至起始位置。

❖ 重复动作,每组 8—12 次。

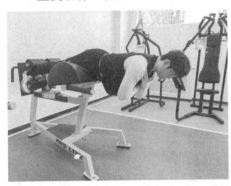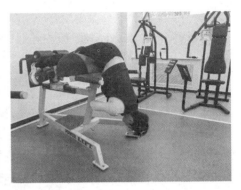

(2)负重弓身。

锻炼部位:

主要锻炼部位,竖脊肌、臀大肌、腰方肌;

次要锻炼部位,股二头肌、半腱肌、阔筋膜张肌。

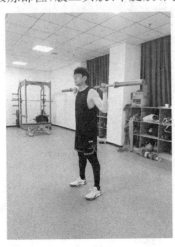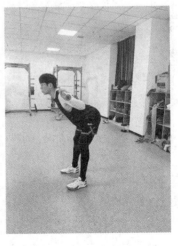

动作要领：

❖站立，双脚与肩同宽，膝盖略微弯曲。

❖抓住杠铃，肩部向后打开，保持背部挺直。

❖慢慢弯曲腰部，直至上身与地面平行。

❖用力向上挺身，直至腰部完全挺直。

❖在挺身过程中，保持腿部不动，感受腰部肌肉的收缩。

❖保持顶峰收缩1－2秒，然后缓慢还原至起始位置。

❖重复动作，每组8－12次。

(3)负重体侧屈。

锻炼部位：

主要锻炼部位，腹外斜肌、腹内斜肌、腰方肌；

次要锻炼部位，竖脊肌、臀大肌。

动作要领：

❖站立，双脚与肩同宽，手握哑铃或杠铃，垂直于身体一侧。

❖保持身体挺直，慢慢向持铃侧弯曲，直至另一侧肌肉有拉伸感。

❖呼气，用力向中立位挺直身体，感受腰腹部肌肉的收缩。

❖保持顶峰收缩1－2秒，然后缓慢还原至起始位置。

❖重复动作，每组8－12次，换另一侧进行。

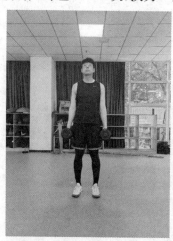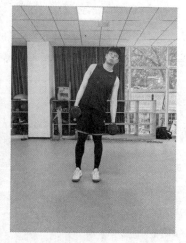

(4)负重侧拉。

锻炼部位：

主要锻炼部位，腹外斜肌、腹内斜肌；

次要锻炼部位,腰方肌、竖脊肌。

动作要领:

❖站立,双脚与肩同宽,手握哑铃或杠铃,垂直于身体一侧。

❖保持身体挺直,慢慢向持铃侧倾斜,直至另一侧肌肉有拉伸感。

❖呼气,用力向中立位挺直身体,感受腰腹部肌肉的收缩。

❖保持顶峰收缩 1-2 秒,然后缓慢还原至起始位置。

❖重复动作,每组 8-12 次,换另一侧进行。

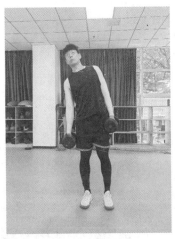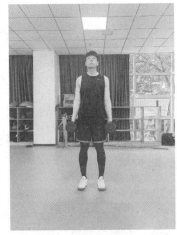

(5)俯卧两头起。

锻炼部位:

主要锻炼部位,腹直肌、腹外斜肌、腹内斜肌;

次要锻炼部位,竖脊肌、臀大肌。

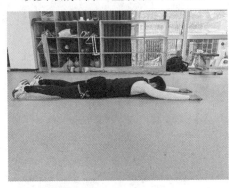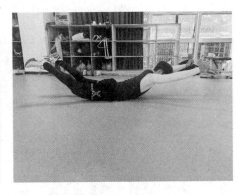

动作要领:

❖面朝下趴在瑜伽垫上,双臂伸直,放在身体两侧。

❖吸气,慢慢抬起双腿和胸部,直至腹肌完全收缩。

❖呼气,保持腹肌收缩,慢慢还原至起始位置。

❖重复动作,每组 8—12 次。

5.2.1.5 胸部力量训练

(1)颈上卧推。

锻炼部位:胸大肌、三角肌前束、肱三头肌、肱二头肌、前锯肌。

动作要领:

❖平躺在平板卧推架上,双脚平放在地面上,保持身体稳定。

❖双手握住杠铃,握距比肩稍宽,掌心朝前。

❖慢慢将杠铃从架上举起,直至手臂伸直。

❖吸气,缓缓将杠铃下降至胸前,肘部向外。

❖呼气,用力将杠铃推起至手臂伸直。

❖重复上述动作,注意控制速度和幅度。

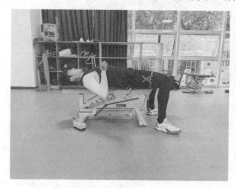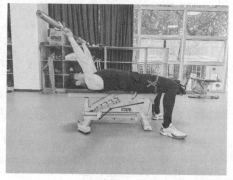

(2)斜板卧推。

锻炼部位:胸大肌、三角肌前束、肱三头肌、肱二头肌、前锯肌。

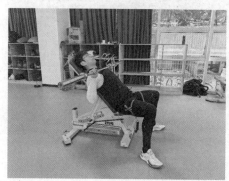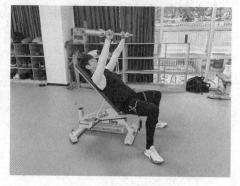

动作要领:

❖ 调整卧推架的斜度,使身体呈 45 度角。

❖ 双手握住杠铃,握距比肩稍宽,掌心朝前。

❖ 慢慢将杠铃从架上举起,直至手臂伸直。

❖ 吸气,缓缓将杠铃下降至肩部水平线。

❖ 呼气,用力将杠铃推起至手臂伸直。

❖ 重复上述动作,注意控制速度和幅度。

(3)仰卧扩胸(飞鸟)。

锻炼部位:胸大肌、三角肌后束、肱二头肌。

动作要领:

❖ 平躺在平板上,双脚平放在地面上。

❖ 双手握住哑铃,掌心朝内,手臂与身体保持垂直。

❖ 吸气,缓缓将哑铃向两侧展开,直至感到胸部拉伸。

❖ 呼气,用力将哑铃收回至胸前。

❖ 重复上述动作,注意控制速度和幅度。

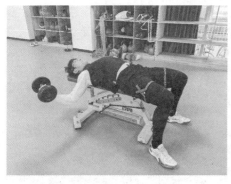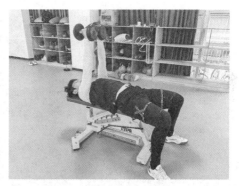

(4)宽撑双杠。

锻炼部位:胸大肌、三角肌前束、肱三头肌、肱二头肌、前锯肌。

动作要领:

❖ 抓住双杠,掌心朝前,手臂伸直。

❖ 身体垂直悬挂,双脚离地。

❖ 吸气,缓缓屈肘,使身体下降。

❖ 呼气,用力将身体推起至手臂伸直。

❖ 重复上述动作,注意控制速度和幅度。

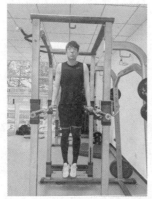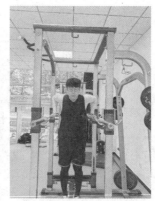

（5）俯卧撑。

锻炼部位：胸大肌、三角肌前束、肱三头肌、肱二头肌、前锯肌。

动作要领：

❖面朝下趴在地上，双手与肩同宽，手臂伸直。

❖身体保持直线，双脚尖部着地。

❖吸气，缓缓弯曲肘部，使身体下降至接近地面。

❖呼气，用力将身体推起至手臂伸直。

❖重复上述动作，注意控制速度和幅度。

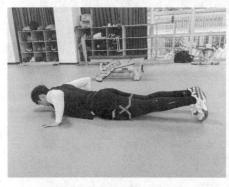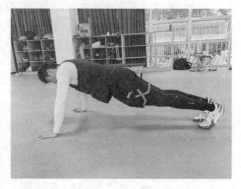

（6）俯卧撑推起击掌。

锻炼部位：胸大肌、三角肌前束、肱三头肌、肱二头肌、前锯肌。

动作要领：

❖面朝下趴在地上，双手与肩同宽，手臂伸直。

❖身体保持直线，双脚跟部着地。

❖吸气，缓缓弯曲肘部，使身体下降至接近地面。

❖在身体上升的过程中，迅速将双手掌心相对，击掌。

❖再次吸气,缓缓弯曲肘部,使身体下降。

❖重复上述动作,注意控制速度和幅度。

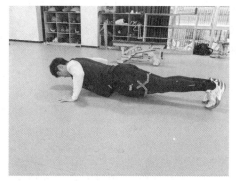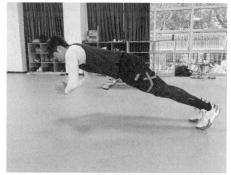

5.2.1.6　腹部力量训练

(1)仰卧起坐。

锻炼部位:腹直肌、腹外斜肌、腹内斜肌。

动作要领:

❖平躺在地上,双手交叉放在胸前或轻放在头后。

❖腰部贴地,双脚跟部着地,膝盖弯曲。

❖慢慢抬起上半身,直至肘关节靠近膝盖,同时呼气。

❖在最高点稍作停顿,然后缓慢躺回原位,同时吸气。

❖注意动作要平稳,避免用力过猛。

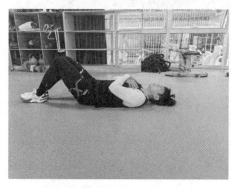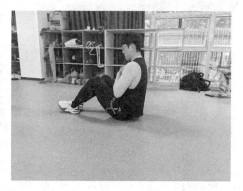

(2)半仰卧起坐。

锻炼部位:腹直肌、腹外斜肌。

动作要领:

❖平躺在地上,双脚跟部着地,膝盖弯曲。

❖双手放在头后,慢慢抬起上半身至 45 度角,同时呼气。

❖在 45 度角处保持一段时间,然后缓慢躺回原位,同时吸气。

❖动作过程中,腰部始终保持贴地。

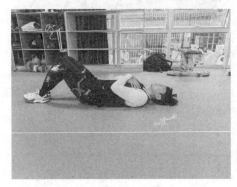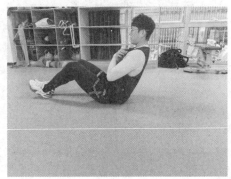

(3) 蛙式仰卧起坐。

锻炼部位:腹直肌、腹外斜肌、腹内斜肌。

动作要领:

❖平躺在地上,双手放在身体两侧,掌心朝上。

❖膝盖弯曲,双脚跟部着地,膝盖向两侧分开。

❖慢慢抬起上半身,直至肘关节靠近膝盖,同时呼气。

❖保持一段时间,然后缓慢躺回原位,同时吸气。

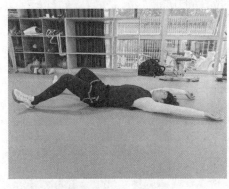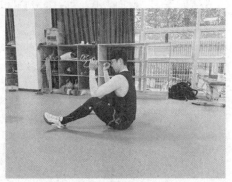

(4) 仰卧举腿。

锻炼部位:腹直肌、腹外斜肌、腹内斜肌。

动作要领:

❖平躺在地上,双手放在身体两侧或轻放在臀下。

❖腿部伸直,慢慢抬起至 45 度角,同时呼气。

❖在 45 度角处保持一段时间,然后缓慢放下,同时吸气。

❖注意腰部始终保持贴地。

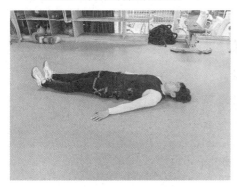 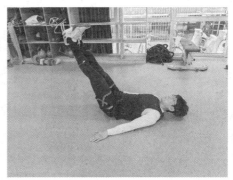

（5）悬垂举腿。

锻炼部位:腹直肌、腹外斜肌、腹内斜肌。

动作要领:

❖在横杠上悬垂,双手抓住横杠,双脚离地。

❖慢慢抬起双腿,直至与地面平行,同时呼气。

❖在最高点稍作停顿,然后缓慢放下,同时吸气。

❖注意动作要平稳,避免摆动。

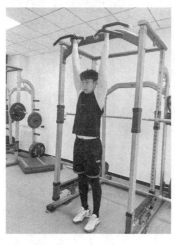 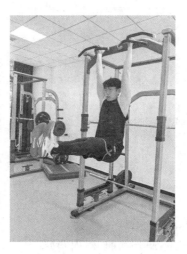

（6）仰卧侧提腿。

锻炼部位:腹外斜肌、腹内斜肌。

动作要领:

❖平躺在地上,双腿伸直,双手放在身体两侧。

❖抬起一条腿,向对侧方向缓慢移动,同时呼气。

❖在最高点稍作停顿,然后缓慢放下,同时吸气。

❖交替进行,注意动作要平稳。

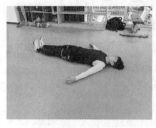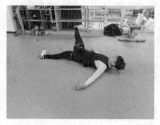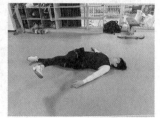

(7) 悬挂式屈膝举腿。

锻炼部位:腹直肌、腹外斜肌、腹内斜肌。

动作要领:

❖双手悬挂于单杠上,双脚离地。

❖膝盖弯曲,慢慢抬起双腿,直至大腿高于与地面的平行面,同时呼气。

❖在双腿抬起最高点稍作停顿,然后双腿缓慢放下,同时吸气,感受腹肌收缩发力。

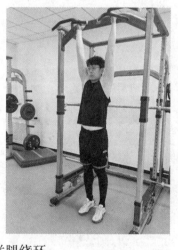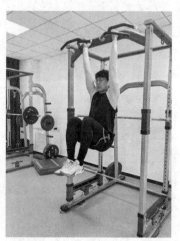

(8) 举腿绕环。

锻炼部位:腹外斜肌、腹内斜肌。

动作要领:

❖平躺在地上,双腿伸直,双手放在身体两侧。

❖抬起双腿,进行绕环动作,幅度要大,同时呼气。

❖ 在绕环过程中，保持动作平稳，避免速度过快。

❖ 完成一圈后，缓慢放下双腿，同时吸气。

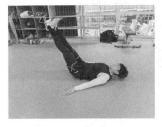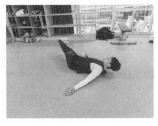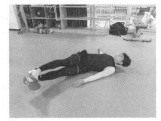

（9）负重转体。

锻炼部位：腹外斜肌、腹内斜肌、腹直肌。

动作要领：

❖ 坐在地上，双脚跟部着地，膝盖弯曲，上半身保持直立。

❖ 双手持哑铃，向一侧转动上半身，同时呼气。

❖ 在最大转角处稍作停顿，然后转向另一侧，同时吸气。

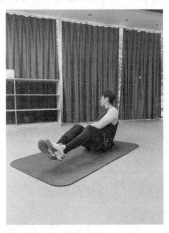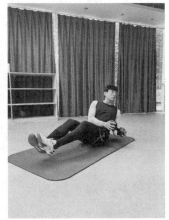

（10）仰卧两头起。

锻炼部位：腹直肌、腹外斜肌、腹内斜肌。

动作要领：

❖ 平躺在地上，双手放在头后，双腿伸直。

❖ 同时抬起上半身和双腿，直至手肘和膝盖相遇，同时呼气。

❖ 在最高点稍作停顿，然后缓慢躺回原位，同时吸气。

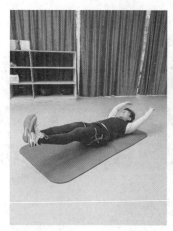 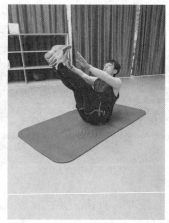

（11）元宝收腹。

锻炼部位：腹直肌、腹外斜肌、腹内斜肌。

动作要领：

❖平躺在地上，双手放在身体两侧，膝盖弯曲。

❖抬起上半身，同时双脚跟部抬起，使身体呈元宝状，同时呼气。

❖在最高点保持一段时间，然后缓慢躺回原位，同时吸气。

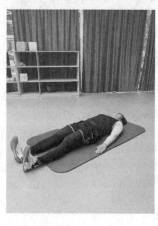 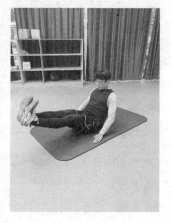

5.2.1.7 腿部力量训练

（1）颈后深蹲。

锻炼部位：股四头肌、臀大肌、股二头肌、腰背肌、小腿三头肌。

动作要领：

❖站立，双脚与肩同宽，杠铃置于颈后肩上，手臂自然下垂，手掌托住杠铃。

❖慢慢弯曲膝盖，直至大腿与地面平行，注意膝盖不要超过脚尖。

❖保持背部挺直,用臀部和大腿的力量缓慢站起,恢复起始位置。

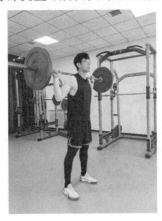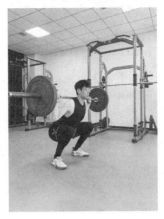

（2）胸前深蹲。

锻炼部位:股四头肌、臀大肌、股二头肌、腰背肌。

动作要领:

❖站立,双脚与肩同宽,杠铃置于胸前,手臂弯曲,手掌托住杠铃。

❖慢慢弯曲膝盖,直至大腿与地面平行,注意膝盖不要超过脚尖。

❖保持背部挺直,用臀部和大腿的力量缓慢站起,恢复起始位置。

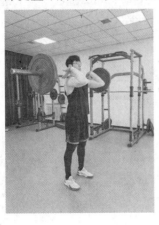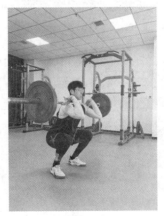

（3）半蹲。

锻炼部位:股四头肌、臀大肌、股二头肌。

动作要领:

❖站立,双脚与肩同宽,保持身体挺直。

❖慢慢弯曲膝盖,直至大腿与地面呈 45 度角,注意膝盖不要超过脚尖。

❖保持背部挺直,用臀部和大腿的力量缓慢站起,恢复起始位置。

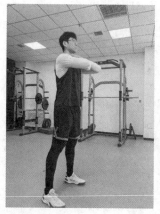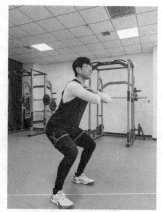

（4）负重伸小腿。

锻炼部位：小腿三头肌。

动作要领：

❖站立，双脚与肩同宽，杠铃置于肩上，手臂自然下垂。

❖慢慢抬起脚跟，直至小腿肌肉完全收紧。

❖保持2—3秒，然后慢慢降低脚跟，恢复起始位置。

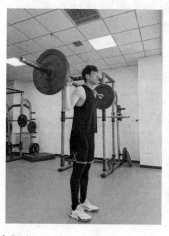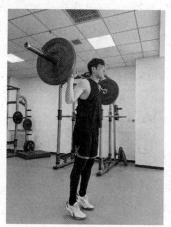

（5）屈小腿机。

锻炼部位：股二头肌。

动作要领：

❖坐在屈小腿机上，双脚勾住阻力杆，保持身体挺直。

❖慢慢弯曲膝盖，直至小腿与大腿呈90度角。

❖保持2—3秒，然后慢慢伸直膝盖，恢复起始位置。

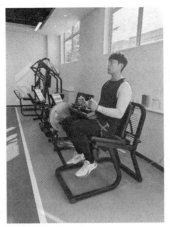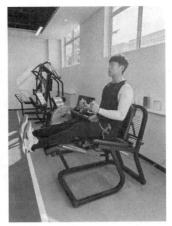

（6）负重登台阶。

锻炼部位：股四头肌、臀大肌、股二头肌。

动作要领：

❖站在台阶前，双脚与肩同宽，杠铃置于肩上，手臂自然下垂。

❖用一只脚登上台阶，然后另一只脚跟上。

❖慢慢降低双脚，恢复起始位置，重复动作。

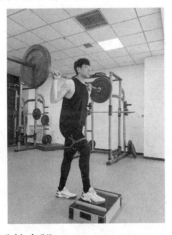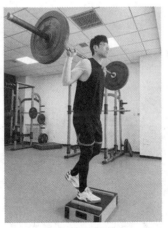

（7）负重抬大腿。

锻炼部位：股四头肌、臀大肌。

动作要领：

❖站立，双脚与肩同宽，杠铃置于肩上，手臂自然下垂。

❖慢慢抬起一只脚，直至大腿与地面平行。

❖保持2—3秒，然后慢慢降低脚，恢复起始位置，换另一只脚重复动作。

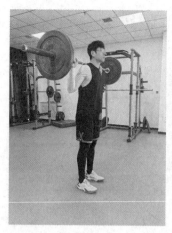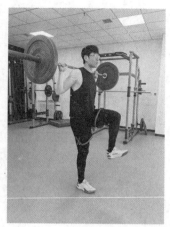

（8）负重蹲跳。

锻炼部位：主要锻炼大腿前侧的股四头肌、大腿后侧的股二头肌、臀大肌以及小腿肌肉。

动作要领：

❖双脚分开与肩同宽，双手握住杠铃置于肩上。

❖身体保持直立，收紧腹部。

❖深蹲至大腿与地面平行，然后迅速向上跳跃。

❖跳跃过程中，尽量保持身体挺直。

❖落地后迅速恢复站立姿势，准备下一次跳跃。

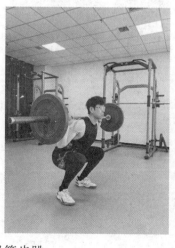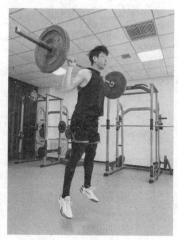

（9）弓箭步跳。

锻炼部位：主要锻炼大腿前侧的股四头肌、大腿后侧的股二头肌、臀大肌以及小腿肌肉。

动作要领：

❖双脚前后站立，前脚距地面约一步距离。

❖双手叉腰，保持身体挺直。

❖下蹲至后腿膝盖触地，然后迅速向上跳跃。

❖跳跃过程中，尽量保持身体挺直。

❖落地后迅速恢复站立姿势，换另一侧进行。

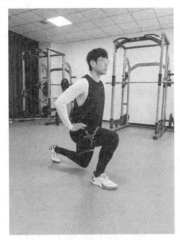 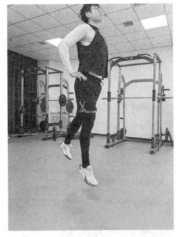

（10）快跳。

锻炼部位：主要锻炼小腿肌肉，包括腓肠肌和比目鱼肌。

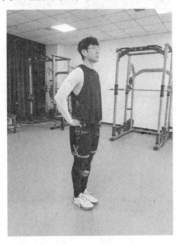 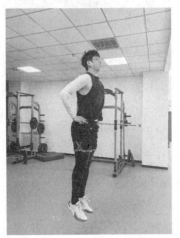

动作要领：

❖双脚并拢，身体保持直立。

❖双手叉腰,收紧腹部。

❖迅速向上跳跃,尽量使脚跟离地。

❖落地后迅速恢复站立姿势,准备下一次跳跃。

❖保持连续跳跃,每次跳跃都要尽量迅速。

(11)快推跳。

锻炼部位:主要锻炼肩部三角肌、胸大肌、背部肌肉以及小腿肌肉。

动作要领:

❖双脚分开与肩同宽,双手握哑铃平放在肩上。

❖身体保持直立,收紧腹部。

❖突然向上推举哑铃,同时跳跃。

❖跳跃过程中,尽量保持身体挺直。

❖落地后迅速恢复站立姿势,准备下一次跳跃。

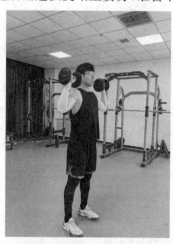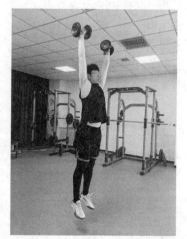

(12)足尖深膝蹲。

锻炼部位:主要锻炼小腿肌肉,包括腓肠肌和比目鱼肌。

动作要领:

❖双脚分开与肩同宽,脚尖着地。

❖身体保持直立,收紧腹部。

❖深蹲至大腿与地面平行,然后迅速向上跳跃。

❖跳跃过程中,尽量保持身体挺直。

❖落地后迅速恢复站立姿势,准备下一次跳跃。

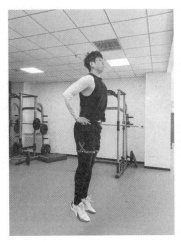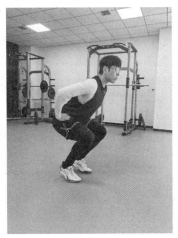

(13)负重提踵。

锻炼部位:主要锻炼小腿肌肉,包括腓肠肌和比目鱼肌。

动作要领:

❖双脚分开与肩同宽,双手握哑铃平放在肩上。

❖身体保持直立,收紧腹部。

❖缓慢提起脚跟,使小腿肌肉充分收缩。

❖保持顶峰姿势1—2秒,然后缓慢放下脚跟。

❖重复动作,直至完成指定次数。

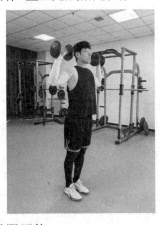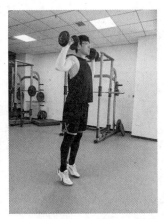

(14)仰卧踝屈伸。

锻炼部位:小腿肌肉(腓肠肌、比目鱼肌)、大腿后侧肌肉(股二头肌)

动作要领:

❖准备姿势:仰卧,双脚跟部顶住重物,如哑铃或杠铃。

❖动作过程：双脚跟部向上抬起，使小腿肌肉收缩，然后缓慢还原。在最低点时，尽量将脚尖向内勾，使股二头肌充分收缩。

❖注意事项：保持背部贴地，避免腰部抬起；动作过程中，脚尖保持内勾。

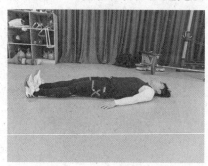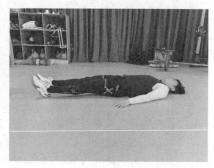

（15）纵跳。

锻炼部位：大腿肌肉（股四头肌、股二头肌）、臀大肌、小腿肌肉（腓肠肌、比目鱼肌）。

动作要领：

❖准备姿势：站立，双脚与肩同宽，双臂自然下垂。

❖动作过程：下蹲至大腿与地面平行，然后迅速向上跳起，尽量跳至最高点。落地时，用脚尖先着地，迅速转换为下一次跳跃。

❖注意事项：下蹲时要尽量保持背部直立；跳跃时尽量发挥全身的力量。

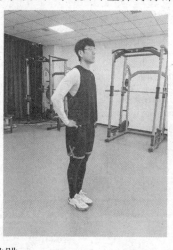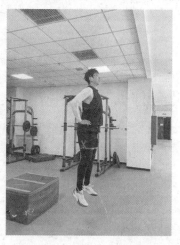

（16）蛙跳。

锻炼部位：大腿肌肉（股四头肌、股二头肌）、臀大肌、小腿肌肉（腓肠肌、比目鱼肌）。

动作要领：

❖ 准备姿势：站立，双脚与肩同宽，双臂自然下垂。

❖ 动作过程：下蹲至大腿与地面平行，同时双脚跟部离地，然后向前跳跃，落地时用脚尖先着地。站立后，迅速转换方向，返回原点。

❖ 注意事项：跳跃时尽量用脚尖着地；保持背部直立。

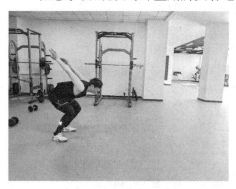 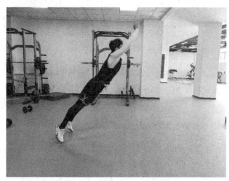

(17)跳深。

锻炼部位：大腿肌肉（股四头肌、股二头肌）、臀大肌、小腿肌肉（腓肠肌、比目鱼肌）。

动作要领：

❖ 准备姿势：站在高台上，高度约为 30—40 厘米。

❖ 动作过程：跳下高台，落地时迅速向上跳起，尽量跳至最高点。落地时，用脚尖先着地，然后转换为下一次跳跃。

❖ 注意事项：跳下高台时，尽量保持身体放松；跳跃时发挥全身的力量。

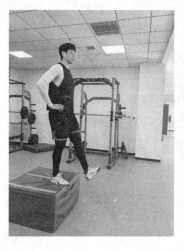 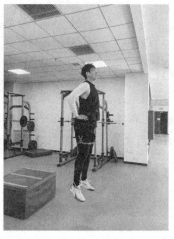

5.2.1.8 全身力量训练

(1)宽(窄)上拉

锻炼部位:主要锻炼斜方肌、菱形肌、三角肌前束、肱二头肌和肱三头肌。

动作要领:

❖双脚与肩同宽,脚距略宽(窄)于肩宽,杠铃放于地面。

❖直臂握杠,掌心距离比肩稍宽(窄)。

❖躯干保持直立,用腿部力量将杠铃拉至腰部,同时肩胛骨向后缩。

❖杠铃接近腰部时,用力将杠铃上拉至胸前,肘关节斜向上发力。

❖恢复起始姿势,重复动作。

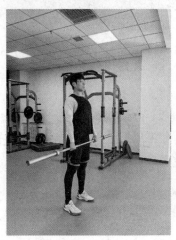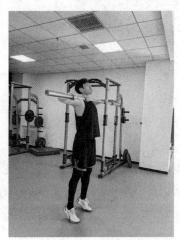

(2)高抓。

锻炼部位:主要锻炼股二头肌、股四头肌、臀大肌、斜方肌、三角肌和肱三头肌。

动作要领:

❖双脚与肩同宽,杠铃放于地面。

❖直臂握杠,掌心距离比肩宽。

❖躯干保持直立,用腿部力量将杠铃拉至腰部。

❖快速向上跳跃,同时将杠铃举过头顶,手臂伸直。

❖落地时,膝盖微弯,保持杠铃在头顶正上方。

❖恢复起始姿势,重复动作。

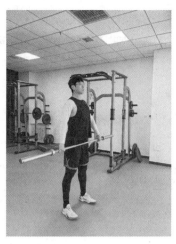 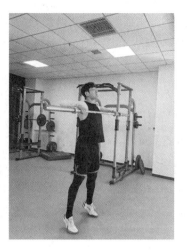

（3）抓举（下蹲式抓举）。

锻炼部位：主要锻炼股四头肌、股二头肌、臀大肌、斜方肌、三角肌、肱三头肌和肱二头肌。

动作要领：

❖双脚与肩同宽，杠铃放于地面。

❖直臂握杠，掌心距离比肩宽。

❖用腿部力量将杠铃拉至腰部。

❖快速向上跳跃，同时将杠铃举过头顶，手臂伸直。

❖下蹲，使杠铃处于肩部位置，然后站起。

❖恢复起始姿势，重复动作。

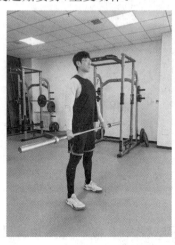 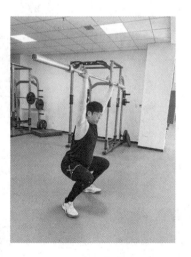

(4)挺举。

锻炼部位：主要锻炼股四头肌、股二头肌、臀大肌、斜方肌、三角肌、肱三头肌和肱二头肌。

动作要领：

❖双脚与肩同宽，杠铃放于地面。

❖直臂握杠，掌心距离比肩宽。

❖用腿部力量将杠铃拉至腰部。

❖躯干保持直立，将杠铃从腰部向上推至肩部。

❖站立，手臂伸直，杠铃在头顶正上方。

❖恢复起始姿势，重复动作。

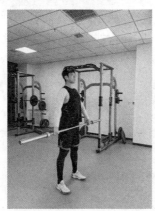
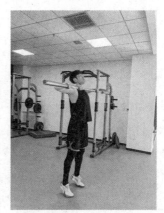
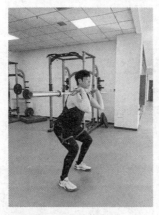
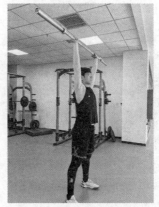

(5)高翻箭步推。

锻炼部位：主要锻炼股四头肌、股二头肌、臀大肌、斜方肌、三角肌、肱三头肌和肱二头肌。

动作要领：

❖双脚与肩同宽，杠铃高翻至颈部。

❖用腿部力量向上跳跃，同时将杠铃举过头顶。

❖落地时，呈箭步姿势，杠铃在头顶正上方。

❖恢复起始姿势，重复动作。

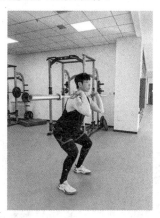 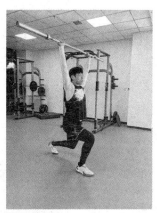

（6）高翻借力推。

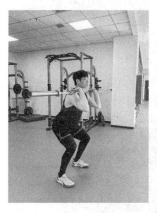 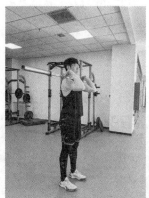 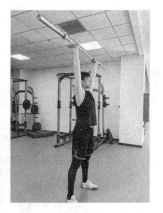

锻炼部位：主要锻炼股四头肌、股二头肌、臀大肌、斜方肌、三角肌、肱三头肌和肱二头肌。

动作要领：

❖身体持杠铃呈完成高翻姿势。

❖用腿部和臀部力量将身体伸直，同时顺势将杠铃举过头顶。

❖恢复起始姿势，重复动作。

(7)高翻半挺。

锻炼部位：主要锻炼股四头肌、股二头肌、臀大肌、斜方肌、三角肌、肱三头肌和肱二头肌。

动作要领：

❖双脚与肩同宽，杠铃放于地面。

❖直臂握杠，掌心距离比肩宽。

❖用腿部力量将杠铃拉至腰部，然后向上跳跃，同时将杠铃举过头顶。

❖肘关节向上，用力将杠铃推至头顶，然后下蹲至半蹲位置。

❖站立，恢复起始姿势，重复动作。

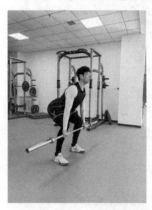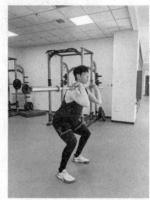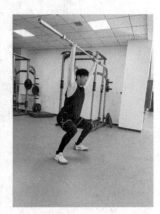

(8)双手持重物后抛。

锻炼部位：主要锻炼肱三头肌、三角肌、斜方肌和背部肌肉。

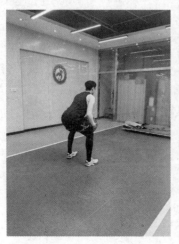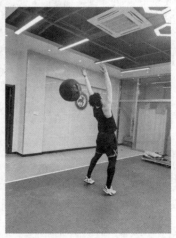

动作要领：

❖双脚与肩同宽，杠铃或哑铃放于地面。

❖直臂握杠铃或哑铃，掌心朝后。

❖用腿部力量将杠铃或哑铃拉至胸前。

❖快速向后抛出，同时手臂伸直。

❖恢复起始姿势，重复动作。

（9）双手持重物前抛。

锻炼部位：主要锻炼肱二头肌、三角肌、斜方肌和背部肌肉。

动作要领：

❖双脚与肩同宽，杠铃或哑铃放于地面。

❖直臂握杠铃或哑铃，掌心朝前。

❖用腿部力量将杠铃或哑铃拉至胸前。

❖快速向前抛出，同时手臂伸直。

❖恢复起始姿势，重复动作。

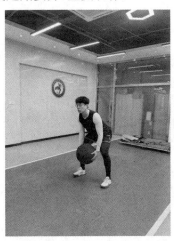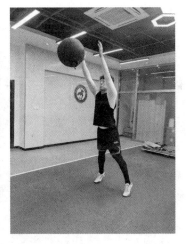

5.2.2 速度素质训练方法

5.2.2.1 反应速度

(1)反应性游戏。

1)两人拍击。

规则:

❖两位参与者面对面站立,距离约 1 米。

❖一方拍打对方的手掌,另一方迅速做出反应,拍打对方手掌。

❖拍打速度逐渐加快,直至无法跟上对方速度。

动作要领:

❖双手自然下垂,保持轻松状态。

❖肘部微屈,手腕放松。

❖眼神集中,观察对方动作。

❖反应迅速,手掌拍击时要有力量。

2)反应起跳。

规则:

❖两位参与者面对面站立,距离约 2 米。

❖一方突然做出跳跃动作,另一方迅速跟随跳跃。

❖跳跃动作可以是单脚跳、双脚跳或组合跳跃。

动作要领:

❖保持身体平衡,双脚并拢。

❖膝盖微屈,准备随时起跳。

❖眼神集中,观察对方动作。

❖反应迅速,跳跃时要有力。

3)猎人与野鸭。

规则:

❖两位参与者分别扮演猎人和野鸭。

❖猎人追逐野鸭,野鸭逃避猎人。

❖猎人抓到野鸭时,游戏结束。

动作要领:

❖猎人:眼神集中,手脚并用,迅速追逐野鸭。

❖野鸭:机智灵活,快速变换方向,避开猎人。

❖保持身体协调,动作自然。

4)打伙伴组合。

规则:

❖四位参与者,分成两组,每组两人。

❖每组内的人相互击掌,然后迅速击打对方组的人。

❖被击打者迅速反击,击打对方组的人。

动作要领:

❖保持身体灵活,随时准备进攻和防守。

❖双手交替击掌,增强默契。

❖眼神集中,观察对方动作。

❖反应迅速,击打时要准确有力。

5)追逐游戏。

规则:

❖两位参与者分别扮演追逐者和逃跑者。

❖追逐者追逐逃跑者,逃跑者力求摆脱追逐者。

❖追逐者抓到逃跑者时,游戏结束。

动作要领:

❖追逐者:眼神集中,迅速逼近逃跑者。

❖逃跑者:机智灵活,快速变换方向,摆脱追逐者。

❖保持身体协调,动作自然。

6)起动追拍。

规则:

❖两位参与者面对面站立,距离约2米。

❖一方突然做出起动动作,另一方迅速追赶。

❖追赶者抓到起动者时,游戏结束。

动作要领:

❖保持身体平衡,双脚并拢。

❖膝盖微屈,准备随时起动。

❖眼神集中,观察对方动作。

❖反应迅速,起动时要突然且有力。

7)抢球游戏。

规则：

❖两位参与者分别站在球的一侧,距离约 3 米。

❖当裁判发出指令后,双方迅速抢夺球。

❖抢到球的一方为胜者。

动作要领：

❖保持身体灵活,随时准备进攻和防守。

❖眼神集中,观察对方动作。

❖反应迅速,抢夺时要准确有力。

8)多余者的第三者反应性游戏。

规则：

❖三位参与者,其中一位为多余者。

❖多余者需要迅速观察另外两位参与者的动作,并在合适时机做出反应。

❖反应正确者继续游戏,错误者成为新的多余者。

动作要领：

❖保持冷静,观察两位参与者的动作。

❖眼神集中,判断合适的反应时机。

❖反应迅速,做出正确的动作。

(2)反应练习。

1)快速起跑反应训练。

动作要领：站在起跑线后,身体保持稍前倾,两脚前后开立,前脚掌着地,双臂自然下垂。听到起跑信号后,迅速用力向前摆臂,同时迅速抬起前腿,快速向前奔跑。

2)障碍跳反应训练。

动作要领：设置一系列障碍物,练习者站在起点线后。当看到教练手中的信号后,迅速跳过障碍物,注意起跳时膝盖要弯曲,落地时缓冲,保持身体的稳定性。

3)闪避球反应训练。

动作要领：多名练习者围成一个圈,一名练习者持球。持球者向任意方向抛球,其他练习者要迅速闪避,避免被球击中。训练时注意保持重心低,迅速做出反应。

4)乒乓球击球反应训练。

动作要领:练习者站在乒乓球桌两端,教练在中间抛球。练习者要在球落下的瞬间判断球的落点,迅速挥拍击球。注意观察球的旋转和速度,以便准确判断球的落点。

5)折返跑反应训练。

动作要领:练习者在场地两端来回折返跑。当教练发出信号时,练习者要迅速从一端跑到另一端,再迅速返回。训练时注意保持步伐快速且有节奏。

6)躲避沙包反应训练。

动作要领:练习者站在场地中央,教练向练习者投掷沙包。练习者要迅速躲避沙包,避免被击中。注意保持身体灵活,迅速做出反应。

7)踢毽子反应训练。

动作要领:练习者用脚尖踢起毽子,使其在空中保持一段时间。当毽子落下时,迅速用脚尖将其踢起。训练时注意保持毽子的稳定性和脚尖的准确性。

8)篮球抢断反应训练。

动作要领:两名练习者持球,一名练习者试图突破,另一名练习者进行防守。防守者要迅速判断对方的动作,果断进行抢断。注意保持防守姿态和手臂的伸直。

9)足球盘带反应训练。

动作要领:练习者在场地内进行盘带训练,当教练发出信号时,迅速改变方向或速度。训练时注意观察场上的情况,灵活调整自己的动作。

10)拳击反应训练。

动作要领:练习者面对教练,教练手持拳击手套。当教练突然出拳时,练习者要迅速躲避并反击。训练时注意保持身体灵活,迅速做出反应。

5.2.2.2　动作速度

(1)短跑冲刺训练。

在进行短跑冲刺训练时,起跑姿势至关重要。运动员需保持身体前倾,双膝微弯,脚跟贴地,两臂自然下垂。起跑时,利用前脚掌迅速发力,双臂协同摆动,身体向前冲出。途中跑时,要保持身体重心稳定,腿部快速前摆,后腿迅速跟上,脚掌着地时用力向后蹬,以增加推进力。

(2)快速折返跑。

快速折返跑要求运动员在折返点迅速改变方向。跑至折返点时,要保持低重心,前脚掌着地,迅速扭转腰部,带动身体转向,同时后腿快速跟上,保持速度。

(3)高抬腿跑。

高抬腿跑时,运动员需保持身体直立,腿部快速抬起,膝盖尽可能贴近胸部,同时两臂摆动协调,以增加步频和步幅。

(4)后踢腿跑。

后踢腿跑要求运动员在跑动过程中,尽量将腿向后踢,脚跟贴近臀部。身体保持稳定,双臂自然摆动。

(5)快速跳跃。

快速跳跃时,运动员需先进行下蹲,然后迅速跳跃,尽量使身体向上腾空,脚掌着地时要迅速用力,以增加跳跃高度。

(6)跳箱训练。

跳箱训练时,运动员需站立于箱前,双脚与肩同宽,然后迅速跳跃至箱上,脚掌着地后立刻跳回地面。注意保持身体稳定,避免摔倒。

(7)快速爬楼。

快速爬楼时,运动员要尽量保持身体前倾,腿部迅速交替上楼,前脚掌着地,手臂协同摆动。

(8)原地快速摆臂。

原地快速摆臂时,运动员需保持身体直立,双臂交替摆动,幅度越大越好,以增加上肢力量和协调性。

(9)快速深蹲。

快速深蹲要求运动员站立,双脚与肩同宽,然后迅速下蹲至大腿与地面平行,再迅速站起。注意膝盖不要超过脚尖,背部保持直立。

(10)快速俯卧撑。

快速俯卧撑时,运动员需保持身体挺直,手掌置于肩下,然后迅速弯曲肘部,让身体下降至离地几厘米,再迅速将身体推起。

(11)立定跳远。

立定跳远时,运动员需站立,双脚与肩同宽,然后迅速向前跳起,尽量使身体向前延伸,脚掌着地时需注意身体稳定。

(12)快速爬行。

快速爬行时,运动员需四肢着地,保持身体平行于地面,然后快速向前爬行。

(13)快速挥臂。

快速挥臂时,运动员需保持身体直立,双臂交替挥动,幅度越大越好。

（14）快速腰部扭转。

快速腰部扭转时，运动员需站立，双脚与肩同宽，然后迅速左右扭转腰部，尽量增加扭转幅度。

（15）快速抬腿击掌。

快速抬腿击掌时，运动员需站立，交替快速抬起腿部，同时击掌。

（16）快速倒跑。

快速倒跑时，运动员需保持身体稳定，背部挺直，然后快速倒退跑。

（17）快速游泳。

快速游泳时，运动员需保持身体水平，腿部快速蹬水，手臂交替划水，以增加推进力。

（18）快速扔球。

快速扔球时，运动员需握球于胸前，迅速向后摆动，然后用力向前扔出。

（19）快速转动脚踝。

快速转动脚踝时，运动员需坐下或站立，交替快速转动脚踝，以增加脚踝灵活性。

（20）快速击打拳击手套。

快速击打拳击手套时，运动员需保持身体稳定，交替快速击打手套，以增加手臂力量和速度。

5.2.2.3　位移速度

（1）小步跑转加速跑。

动作要领：

❖初始姿势：身体保持直立，两脚与肩同宽，双臂自然下垂。

❖小步跑：以脚掌着地，频率快速，步幅较小，身体重心保持在两脚之间。

❖转换加速跑：在小步跑的基础上，逐渐加大步幅，同时提高双臂摆动的幅度和力量，推动身体向前。

❖关键点：保持身体平稳，避免重心上下波动，确保转换过程中速度的连贯性。

（2）高抬腿跑转加速跑。

动作要领：

❖初始姿势：身体保持直立，两脚与肩同宽，双臂自然下垂。

❖高抬腿跑：以脚掌着地，频率快速，尽量将大腿抬高至水平位置，小腿自然下垂。

❖转换加速跑:在高抬腿跑的基础上,加大步幅,同时双臂摆动幅度和力量增强,推动身体向前。

❖关键点:保持高抬腿动作的连贯性,避免过度弯腰,确保身体重心平稳过渡。

(3)快速后蹬跑。

动作要领:

❖初始姿势:身体保持直立,两脚与肩同宽,双臂自然下垂。

❖后蹬跑:以脚跟先着地,迅速转换为脚掌,同时用力向后蹬地,推动身体向前。

❖关键点:后蹬跑时,脚掌要迅速转换为向后蹬地,力量要集中在脚跟,避免过度前倾。

(4)后蹬跑变加速跑。

动作要领:

❖初始姿势:身体保持直立,两脚与肩同宽,双臂自然下垂。

❖后蹬跑:以脚跟先着地,迅速转换为脚掌,同时用力向后蹬地,推动身体向前。

❖转换加速跑:在后蹬跑的基础上,逐渐加大步幅,提高双臂摆动的幅度和力量,推动身体向前。

❖关键点:保持后蹬跑的动作连贯性,确保加速跑过程中速度的平稳提升。

(5)单足跳变加速跑。

动作要领:

❖初始姿势:身体保持直立,两脚与肩同宽,双臂自然下垂。

❖单足跳:以一只脚着地,另一只脚离地,进行单足跳,频率快速,力量集中在着地脚。

❖转换加速跑:在单足跳的基础上,逐渐过渡到双足跑,同时双臂摆动幅度和力量增强,推动身体向前。

❖关键点:单足跳时要保持身体平衡,转换加速跑时确保速度的连贯性。

(6)交叉步接加速跑。

动作要领:

❖起始姿势:两脚前后开立,身体重心稍前倾,目视前方。

❖动作过程:以左脚为轴心,右脚向前跨出一大步,同时左脚迅速跟进,形成交叉步。

❖加速跑:在交叉步完成后,立即转换成加速跑姿势,身体迅速前倾,双臂积极摆动,配合腿部快速向前推进。

❖注意事项:交叉步要迅速、有力,转换到加速跑时要保持流畅,避免停顿。

(7)加速跑变交叉步跑。

动作要领:

❖起始姿势:采用标准的加速跑姿势,身体前倾,双臂摆动有力。

❖动作过程:在加速跑过程中,根据需要及时转换为交叉步。此时,身体迅速调整姿势,以一只脚为轴心,另一只脚迅速向前跨出。

❖交叉步后继续加速跑:在完成交叉步后,快速恢复加速跑姿势,继续向前推进。

❖注意事项:加速跑与交叉步之间的转换要迅速而流畅,避免减速。

(8)倒退跑接加速跑。

动作要领:

❖起始姿势:两脚前后开立,身体重心稍后倾,目视后方。

❖动作过程:以倒退跑开始,双臂自然摆动,保持身体平衡。在适当的时候,迅速转身,将倒退跑转换为加速跑。

❖加速跑:转身后,立即进入加速跑状态,身体前倾,双臂摆动有力,快速向前推进。

❖注意事项:转身动作要迅速、准确,确保从倒退跑过渡到加速跑的流畅性。

(9)加速跑。

动作要领:

❖起始姿势:两脚前后开立,身体重心前倾,目视前方。

❖动作过程:腿部迅速交替向前推进,双臂积极摆动,配合身体前倾,以最快速度向前奔跑。

❖注意事项:保持身体平衡,避免左右摇摆;双臂摆动要协调,以增加推进力。

(10)连续加速跑。

动作要领:

❖起始姿势:采用标准的加速跑姿势,身体前倾,双臂摆动有力。

❖动作过程:在加速跑过程中,每隔一定距离进行一次短暂的加速,保持最高速度。

❖注意事项:连续加速跑时要保持节奏感,避免因加速过快而导致疲劳。

(11)变向起跑。

动作要领：

❖选择合适的起跑姿势，如站立式或半蹲式。

❖听到起跑信号后，迅速做出反应，启动起跑。

❖在起跑过程中，根据教练的指令迅速改变方向，注意保持身体平衡。

❖变向时，尽量减小身体的倾斜角度，以减少阻力。

❖在变向完成后，迅速恢复直线跑进状态。

(12)站立式起跑。

动作要领：

❖站立，双脚与肩同宽，脚尖稍向外展。

❖身体重心前移，落在前脚掌上。

❖双臂自然下垂，或在身前交叉。

❖听到起跑信号后，迅速启动，向前摆动双臂，增加前进动力。

❖保持身体平稳，逐渐加速至全速。

(13)半蹲式或蹲踞式起跑。

动作要领：

❖双脚前后开立，前脚掌趾屈与地面呈约 60 度角，后脚跟距地面约 5 厘米。

❖身体重心落在前脚掌上，臀部下沉，肩部放松。

❖双手放在起跑线前，掌心朝下，指尖轻触地面。

❖听到起跑信号后，迅速用力推起，摆动双臂，向前冲出。

❖起跑后，保持身体前倾，逐渐过渡到全速跑。

(14)行进间跑。

动作要领：

❖保持正确的跑姿，身体稍前倾。

❖步频要快，步幅适中，尽量减少身体上下波动。

❖双臂自然摆动，与身体保持协调。

❖注意呼吸节奏，保持均匀。

❖在训练过程中，逐渐提高速度，直至达到最高速度。

(15)重复跑。

动作要领：

❖选择适当的距离，如 100 米、200 米等。

❖每次跑完后,休息一定时间,然后进行下一次跑动。

❖保持每次跑动的速度和节奏一致。

❖注意跑动过程中的技术细节,如姿势、步频、步幅等。

❖随着训练的进行,逐渐缩短休息时间,提高跑动速度。

(16)变速跑。

动作要领:

❖保持正确的跑姿,根据教练的指令改变速度。

❖在加速过程中,尽量减少身体上下波动。

❖在减速过程中,注意调整呼吸,保持身体平衡。

❖变速跑时,注意观察教练的手势和指令。

❖随着训练的进行,逐渐提高变速的频率和幅度。

(17)变速越野跑。

动作要领:

❖起跑阶段:以轻松自然的姿势起跑,保持身体略微前倾,双臂自然摆动。

❖加速阶段:逐渐加大步伐,加快摆臂频率,用前脚掌着地,提高步频和步幅。

❖变速阶段:在规定的距离内,按照预设的速度进行快慢交替跑,快速阶段要求全力以赴,慢速阶段则保持轻松。

❖恢复阶段:在变速结束后,以慢跑或散步的方式进行恢复,避免肌肉紧张。

(18)上坡跑。

动作要领:

❖起跑阶段:保持身体略微前倾,重心向前,双臂自然摆动。

❖上坡阶段:用前脚掌着地,加大对地面的冲击力,同时加大摆臂幅度,以增加身体前倾角度。

❖呼吸节奏:保持稳定的呼吸节奏,避免因喘息而影响动作的连贯性。

❖肌肉协调:注重腰腹部和腿部的协调力量,使上坡跑更加高效。

(19)起跑下坡跑。

动作要领:

❖起跑阶段:以轻松自然的姿势起跑,保持身体略微前倾。

❖下坡阶段:利用重力,保持身体前倾,前脚掌着地,加大摆臂幅度。

❖控制速度:在下坡过程中,适当控制速度,避免因速度过快而失去平衡。

❖稳定结束:在接近终点时,逐渐减速,保持稳定,避免跌倒。

(20)上下坡跑。

动作要领：

❖上坡阶段：参照上坡跑的动作要领，注重前脚掌着地，加大摆臂幅度。

❖下坡阶段：参照起跑下坡跑的动作要领，利用重力，保持身体前倾。

❖转折点：在上下坡的转折点，注意调整身体姿态，保持平衡。

(21)顺风跑。

动作要领：

❖起跑阶段：保持身体略微前倾，重心向前，双臂自然摆动。

❖顺风阶段：利用顺风，加大摆臂幅度，保持身体前倾，以增加推进力。

❖呼吸节奏：保持稳定的呼吸节奏，避免因顺风而导致的呼吸不畅。

❖肌肉协调：注重全身肌肉的协调力量，使顺风跑更加高效。

(22)牵引跑。

动作要领：

❖起跑姿势：运动员采用蹲式起跑，双手放在起跑线前方的地面，耳朵与地面保持平行。

❖起跑动作：听到起跑信号后，迅速将双手推离地面，同时向前摆动双腿，迅速起步。

❖牵引阶段：教练或同伴通过牵引绳在运动员的后方进行牵引，使运动员在加速过程中保持较高的速度。

❖继续加速：当牵引绳被拉直时，运动员要迅速切换到自然跑姿，继续加速至终点。

(23)让距追赶跑。

动作要领：

❖起跑准备：两名运动员面对面站立，前方运动员（领跑者）站在起跑线前，后方运动员（追赶者）站在起跑线后一定距离。

❖起跑信号：听到信号后，领跑者立即向前跑出，追赶者紧随其后。

❖追赶过程：追赶者要全力加速，尽量缩短与领跑者的距离，直至追上或超过对方。

❖终点冲刺：在接近终点时，两名运动员都要全力冲刺，以最高速度到达终点。

(24)接力跑。

动作要领：

❖起跑姿势：接力运动员站在起跑线后，第一棒运动员手持接力棒，准备起跑。

❖起跑动作:听到起跑信号后,第一棒运动员迅速起跑,尽快加速至最高速度。

❖交接棒:在交接区,第一棒运动员将接力棒传递给第二棒运动员,确保交接顺利、迅速。

❖重复交接:各棒次运动员依次完成交接,直至最后一棒运动员冲刺至终点。

(25)让距接力跑。

动作要领:

❖起跑准备:各棒次运动员站在起跑线后,前方运动员(领跑者)与后方运动员(追赶者)之间设置一定距离。

❖起跑信号:听到信号后,领跑者立即起跑,追赶者紧随其后。

❖交接棒:在交接区,各棒次运动员依次完成交接棒,确保追赶者能够在最后阶段追上或超过领跑者。

❖终点冲刺:最后一棒运动员全力冲刺,以最高速度到达终点。

(26)迎面接力跑。

动作要领:

❖起跑准备:两名运动员分别站在起跑线两端,相向而行。

❖起跑信号:听到信号后,两名运动员同时起跑,向对方跑去。

❖交接棒:在相遇点附近,两名运动员完成交接棒,继续向各自起跑线冲刺。

❖终点冲刺:两名运动员分别冲刺至各自起跑线,完成迎面接力跑。

(27)跑动中接力跑。

动作要领:

❖跑动中接力跑要求运动员保持高速运动,提高团队协作能力。

❖在接力区前,接力棒应由第一位运动员平稳传递给第二位运动员。

❖接力区内的接力动作应迅速、连贯,避免因失误导致时间损失。

❖运动员在接棒时,应保持身体前倾,双臂自然摆动,眼睛注视接力棒。

❖递棒时,运动员要确保接力棒在手中稳定,迅速传递给下一位运动员。

(28)踏标记跑。

动作要领:

❖踏标记跑旨在提高运动员的节奏感和步伐准确性。

❖在跑道上设置一系列标记,运动员需在跑步过程中准确踏在标记上。

❖起步时,运动员要保持身体前倾,双臂摆动有力,确保起步迅速。

❖跑步过程中,运动员要密切关注地面标记,调整步伐,确保每一步都能踏在标记上。

❖踏标记跑应保持一定的速度,以提高运动员的速度和节奏感。

(29)固定步数跑。

动作要领:

❖固定步数跑要求运动员在规定距离内完成固定数量的步数。

❖运动员在跑步过程中要控制步长,保持稳定的步伐。

❖起步时,运动员要迅速提高速度,确保在规定距离内完成固定步数。

❖跑步过程中,运动员要密切关注步数,及时调整步伐,确保完成目标。

❖固定步数跑有助于提高运动员的步频和速度。

(30)按标记快速助跑。

动作要领:

❖按标记快速助跑旨在提高运动员的加速度和爆发力。

❖在跑道上设置一系列标记,运动员要按照标记快速助跑。

❖起步时,运动员要保持身体前倾,双臂摆动有力,迅速提高速度。

❖助跑过程中,运动员要密切关注标记,确保每一步都能踩在标记上。

❖在接近终点时,运动员要全力冲刺,发挥最大速度。

(31)快速弧线跑。

动作要领:

❖快速弧线跑要求运动员在跑道上跑出弧线轨迹,提高转向和协调能力。

❖在弧线跑道上,运动员要保持身体平衡,调整步伐和方向。

❖起步时,运动员要迅速提高速度,确保在弧线跑道上稳定前行。

❖跑步过程中,运动员要密切关注弧线轨迹,及时调整步伐和方向。

❖快速弧线跑有助于提高运动员的转向速度和协调性。

5.2.3 耐力素质训练手段

(1)1分钟立卧撑。

动作要领:

❖从站立姿势开始,迅速俯身至地面,完成一个标准的俯卧撑,然后迅速回到
站立状态。整个动作要流畅且连贯。

持续时间:

❖1分钟内尽可能多地重复此动作。

强度要求：

❖控制动作的速度与质量,确保每个动作都做到位。

(2)重复爬坡跑。

动作要领：

❖选择一个适度倾斜的坡道,以稳定的速度向上跑,脚部着地时要轻巧,尽量减少冲击。

重复距离：

❖每段爬坡距离约为 100 米,重复 5—8 次。

强度要求：

❖心率保持在最大心率的 80％—90％。

(3)连续半蹲跑。

动作要领：

❖在跑步过程中,膝盖保持弯曲,大腿与地面平行,背部保持直立,模拟半蹲的姿势进行跑步。

持续时间：

❖30—45 秒,重复 3—5 次。

强度要求：

❖控制速度,保持动作的标准性。

(4)连续跑台阶。

动作要领：

❖选择一组台阶,每步上一级台阶,尽可能快地跑上,然后迅速跑下,注意膝盖的弯曲和缓冲。

重复次数：

❖每次 5—10 分钟,根据台阶数量调整。

强度要求：

❖保持稳定而快速的节奏。

(5)沙滩跑。

动作要领：

❖在沙滩上进行跑步,注意脚步轻盈,减少沙子的阻力,同时保持身体的稳定性。

持续时间：

❖20—30 分钟,根据沙滩的软硬程度和个人耐力调整。

强度要求：

❖维持中等强度,心率控制在最大心率的 60%—70%。

(6)逆风跑或负重耐力跑。

动作要领：

❖逆风跑时,保持身体略微前倾,对抗风的阻力;负重跑时,可穿戴负重背心或手持哑铃。

持续时间：

❖逆风跑 20—30 分钟,负重跑 10—15 分钟。

强度要求：

❖逆风跑保持稳定速度,负重跑心率保持在最大心率的70%—80%。

(7)原地间歇高抬腿跑。

动作要领：

❖在原地快速进行高抬腿动作,手臂配合摆动,尽量使膝盖触碰手掌。

持续时间：

❖30—60 秒,休息 30 秒,重复 4—6 次。

强度要求：

❖保持最快的速度和最高的抬腿幅度。

(8)原地间歇车轮跑。

动作要领：

❖模拟跑步动作,双手置于腰间,腿部快速向前摆动,如车轮般旋转。

持续时间：

❖30—60 秒,休息 30 秒,重复 4—6 次。

强度要求：

❖尽量提高腿部的摆动速度和幅度。

(9)后蹬跑。

动作要领：

❖从站立开始,快速向后踢腿,模拟奔跑动作,尽量使脚跟触碰臀部。

持续时间：

❖30—45 秒,重复 3—5 次。

强度要求：

❖保持快速且有力的后蹬。

(10)连续交替跳平台。

动作要领：

❖站在平台边缘,双腿交替跳上平台,注意节奏和力量。

重复次数：

❖15—20次,休息后重复2—3组。

强度要求：

❖保持快速的跳跃频率和稳定的身体控制。

(11)半蹲连续跳。

动作要领：

❖从半蹲姿势开始,用力向上跳起,脚跟先着地,迅速恢复半蹲状态并再次跳跃。

重复次数：

❖10—15次,重复2—3组。

强度要求：

❖控制跳跃的节奏和力度,避免过度疲劳。

(12)连续深蹲跳。

动作要领：

❖进行深蹲后迅速跳起,尽量达到最高点,脚跟先着地,恢复深蹲姿势。

重复次数：

❖10—15次,重复2—3组。

强度要求：

❖保持跳跃的爆发力和深蹲的质量。

(13)沙地负重走。

动作要领：

❖在沙地上进行负重走时,注意调整步伐,保持平衡和力量。

持续时间：

❖各动作持续10—15分钟,根据个人体能调整。

强度要求：

❖沙地训练对肌肉和心肺系统的要求较高,保持适中的强度,避免过度疲劳。

(14)水中高抬腿跑。

动作要领：

❖在水池中进行,保持身体直立,腿部快速交替高抬,尽量使膝盖触及水面,同时双臂配合摆动,以保持身体平衡。

持续时间/次数：

❖持续进行3组,每组30秒。

强度要求：

❖保持中等强度,确保动作连贯而不疲劳。

(15)水中支撑高抬腿。

动作要领：

❖站在水中,双手放在泳池边缘支撑身体,交替进行高抬腿动作,尽量使大腿与水面平行。

持续时间/次数：

❖进行4组,每组20次。

强度要求：

❖注意控制腿部抬起速度,避免过快导致动作不准确。

(16)负重连续转跳。

动作要领：

❖站立,肩负适量重物(如哑铃或杠铃),身体略微前倾,快速进行原地转跳,确保每一步都稳定有力。

持续时间/次数：

❖进行5组,每组15次。

强度要求：

❖负重应根据个人能力调整,保持中等到高强度的跳跃。

(17)连续跳推举。

动作要领：

❖站立,双手握住哑铃,从肩部推举至头顶,同时进行跳跃动作,哑铃返回肩部时落地。

持续时间/次数：

❖进行3组,每组12次。

强度要求:

❖选择合适重量的哑铃,保持动作的准确性和连贯性。

(18)连续跳实心球。

动作要领:

❖站立,手持实心球,用力向上抛掷,随后立即跳跃接住落下的实心球。

持续时间/次数:

❖进行 4 组,每组 10 次。

强度要求:

❖实心球重量应根据个人能力选择,确保动作迅速而有力。

(19)双摇跳绳。

动作要领:

❖使用跳绳,以双摇的速度进行跳跃,即每跳一次绳子摇两次。

持续时间:

❖持续跳绳 3 分钟。

强度要求:

❖保持快速而稳定的节奏,注意呼吸与节奏的协调。

(20)连续跳深。

动作要领:

❖站立于高台上,向下跳至地面,立即反弹向上跳回高台,反复进行。

持续时间/次数:

❖进行 4 组,每组 8 次。

强度要求:

❖确保跳跃时膝盖弯曲吸收冲击,避免受伤。

(21)连续跳起投篮。

动作要领:

❖站立,面向篮筐,跳跃时投篮,确保每次投篮都准确无误。

持续时间/次数:

❖进行 5 组,每组 10 次。

强度要求:

❖保持投篮动作的一致性,注意力量的分配。

(22)连续跳起传接篮板球。

动作要领：

❖与队友配合,跳跃接球后立即传回,反复进行。

持续时间/次数：

❖进行 3 组,每组 15 次。

强度要求：

❖注重传球与接球的准确性以及跳跃的力量。

(23)连续反复传接实心球。

动作要领：

❖与队友保持一定的距离,反复进行实心球的传接。

持续时间/次数：

❖进行 4 组,每组 20 次。

强度要求：

❖确保传接动作迅速而有力,保持高效率。

(24)连续跳起扣吊球。

动作要领：

❖在悬挂的球下站立,跳跃时用力扣击或吊起球。

持续时间/次数：

❖进行 3 组,每组 10 次。

强度要求：

❖注重跳跃的力量和准确性,以及扣吊球时的力度。

(25)连续跳起网上击掌。

动作要领：

❖在跳跃时,双手在头顶上击掌,确保每次跳跃都达到网上。

持续时间/次数：

❖进行 4 组,每组 12 次。

强度要求：

❖保持跳跃的高度和力量,确保动作的连贯性。

(26)连续跳栏架。

动作要领：

❖设置一系列栏架,跳跃过每个栏架,反复进行。

持续时间/次数：

❖进行 5 组,每组 15 次。

强度要求：

❖保持跳跃的速度和力量,注意栏架的高度和间距。

(27)沙地竞走。

动作要领：

❖在沙地上进行快速竞走,注意步伐的稳定性和速度。

持续时间：

❖持续进行 20 分钟。

强度要求：

❖保持中等到高强度的竞走速度,注意呼吸与步伐的协调。

(28)跨步跳。

动作要领：

❖在沙地或草地上,以跨步跳的方式进行,每次跳跃距离应尽量保持一致。

持续时间/次数：

❖进行 4 组,每组 10 次。

强度要求：

❖保持跳跃的稳定性和力量,注意腿部肌肉的使用。

5.2.4　柔韧素质训练手段

5.2.4.1　肩部练习手段

(1)分腿站立体前屈。

动作要领：

❖分腿站立,两脚与肩同宽,两臂自然下垂。

❖两手扶同髋高的肋木或器械,两手距离同肩宽。

❖上体向下振动压肩,直至感到肩部有明显的拉伸感。

注意事项：

❖动作过程中要保持身体稳定,避免晃动。

❖振动压肩时,力量要适中,避免过度拉伸造成伤害。

(2)背对鞍马马头压肩。

动作要领：

❖背对鞍马马头站立,反手扣住鞍马环。

❖两腿后伸,身体向前倾,直至肩部有拉伸感

注意事项:

❖动作过程中要保持身体平衡,避免摔倒。

❖压肩时,力度要适中,逐渐增加拉伸幅度。

(3)后直桥压肩。

动作要领:

❖练习者俯卧垫上,两臂上举。

❖教练员双手握练习者肘部向后上方搬,同时以膝部顶住练习者后背,向下用力推。

注意事项:

❖动作过程中,练习者要保持身体放松,配合教练员的力度。

❖教练员要注意力度,避免过度推动造成伤害。

(4)悬垂收腹举腿。

动作要领:

❖在单杠上做悬垂,收腹举腿。

❖从两臂间穿过落下,成后悬垂吊肩。

注意事项:

❖动作过程中要保持身体稳定,避免晃动。

❖吊肩时,力量要适中,逐渐增加拉伸幅度。

(5)转肩练习。

动作要领:

❖利用体操棍、绳子或橡筋带做转肩练习。

❖两手握点逐渐靠近,转肩时要两肩同时转,肘伸直。

注意事项:

❖动作过程中要保持身体稳定,避免晃动。

❖转肩时,力量要适中,避免过度拉伸造成伤害。

(6)手固定不动压臂。

动作要领:

❖手固定不动,两腿向前迈一步,身体随之前移。

❖使肩关节被动牵拉后伸。

注意事项：

❖动作过程中要保持身体稳定,避免晃动。

❖压臂时,力量要适中,逐渐增加拉伸幅度。

(7)下蹲后压臂。

动作要领：

❖背靠桌边或窗台边站立,两手握拳支撑在桌上或窗台上。

❖下蹲,使肩关节被动向后上方抬起。

注意事项：

❖动作过程中要保持身体平衡,避免摔倒。

❖压臂时,力度要适中,逐渐增加拉伸幅度。

(8)下蹲上举臂。

动作要领：

❖面对桌子或窗台约一臂的距离站立,上臂伸直,手放在桌上或窗台上。

❖下蹲,使肩关节被动向前上方抬举。

注意事项：

❖动作过程中要保持身体稳定,避免晃动。

❖上举臂时,力度要适中,逐渐增加拉伸幅度。

(9)下蹲外展臂。

动作要领：

❖距桌子或窗台约一臂的距离侧身站立,上臂伸直,手掌放在桌上或窗台上。

❖下蹲,同时上身稍向内侧倾斜,使肩关节被动外展。

注意事项：

❖动作过程中要保持身体平衡,避免摔倒。

❖外展臂时,力度要适中,逐渐增加拉伸幅度。

(10)转体旋臂。

动作要领：

❖站在门框旁,屈肘,将手放在门框侧。

❖身体向相反方向旋转,使肩关节被动旋转。

注意事项：

❖动作过程中要保持身体稳定,避免晃动。

❖旋转时,力度要适中,逐渐增加旋转幅度。

在进行以上肩部柔韧素质练习时,需注意以下几点:

❖做操时,尽量通过身体其他部位的主动活动来带动肩关节活动。

❖动作范围由小到大,逐渐增加。

❖每节动作可做 48 次,若单侧动作,应左右两侧交替进行。

❖练习过程中如有不适,应立即停止,寻求专业指导。

5.2.4.2　胸部练习手段

(1)胸部伸展。

动作要领:

❖站立,双脚与肩同宽,手臂自然下垂。

❖深呼吸,随着呼气,将双手缓慢上举至头顶,手指交叉。

❖保持上举姿势,进一步拉伸胸部,尽量向后仰。

注意事项:

❖保持动作平缓,避免突然拉伸造成损伤。

❖注意呼吸与动作的配合,避免屏气。

(2)胸部拉伸(使用弹力带)。

动作要领:

❖站立,双脚与肩同宽,将弹力带固定在门把手上。

❖双手握住弹力带的两端,保持手臂伸直。

❖缓慢向后退,直至感到胸部有拉伸感。

注意事项:

❖弹力带的选择应适中,避免过紧或过松。

❖保持背部挺直,避免弯曲。

(3)仰卧胸部拉伸。

动作要领:

❖仰卧在地面上,双臂伸直向两侧平放。

❖慢慢将双臂向上举起,直至头顶,手指交叉。

❖保持姿势,尽量向后仰,感受胸部的拉伸。

注意事项:

❖肌肉应保持放松状态,避免紧张。

❖动作过程中保持均匀呼吸。

(4)侧身胸部拉伸。

动作要领：

❖站立,双脚与肩同宽,一只手放在背后,另一只手放在耳朵旁边,掌心向上。

❖保持身体挺直,缓慢向侧身伸展。

注意事项：

❖避免过度拉伸,以免造成肌肉损伤。

❖动作过程中保持均匀呼吸。

(5)胸部旋转拉伸。

动作要领：

❖站立,双脚与肩同宽,双臂伸直平放在身体两侧。

❖缓慢将一只手臂向前伸展,另一只手臂向后伸展,形成旋转动作。

❖交替进行,感受胸部的拉伸。

注意事项：

❖动作要缓慢,避免剧烈旋转造成损伤。

❖保持背部挺直,避免弯曲。

(6)门框胸部拉伸。

动作要领：

❖站立在门框前,双脚与肩同宽。

❖双手放在门框上,与肩同高。

❖慢慢向前迈步,直至胸部有明显的拉伸感。

注意事项：

❖调整门框的高度,使其与肩同高。

❖保持背部挺直,避免弯曲。

(7)胸部拍打。

动作要领：

❖站立,双脚与肩同宽。

❖使用空心掌轻轻拍打胸部,力量要适中。

注意事项：

❖避免过度拍打,以免造成疼痛或损伤。

❖动作要均匀,覆盖整个胸部。

(8)胸部振动。

动作要领：

❖站立,双脚与肩同宽。

❖双手放在胸部,做轻微的振动动作。

注意事项：

❖振动力度要适中,避免过猛造成损伤。

❖保持均匀呼吸,避免屏气。

(9)胸部摇摆。

动作要领：

❖站立,双脚与肩同宽。

❖双臂伸直平放在身体两侧,做前后摇摆动作。

注意事项：

❖摇摆幅度不宜过大,以免造成损伤。

❖保持均匀呼吸,避免屏气。

(10)胸部滚揉。

动作要领：

❖站立,双脚与肩同宽。

❖双手放在胸部,做滚揉动作。

注意事项：

❖动作要均匀,力量适中。

❖避免在胸部敏感区域进行滚揉。

在进行上述胸部柔韧素质练习时,应遵循以下普遍注意事项：

❖始终保持良好的热身,避免在没有准备的情况下直接进行拉伸。

❖注意肌肉的拉伸感和疼痛的区别,避免过度拉伸造成肌肉损伤。

❖保持呼吸均匀,避免屏气。

❖如果在练习过程中感到不适,应立即停止并寻求专业指导。

5.2.4.3 腰部练习手段

(1)腰部前屈伸展。

动作要领：

❖站立,双脚与肩同宽,保持身体挺直。

❖缓慢向前屈体,尽量使上体与地面平行,双手触碰地面或脚踝。

❖保持姿势一段时间,感受腰部肌肉的拉伸。

注意事项:

❖动作要平稳,避免突然快速屈体。

❖保持背部挺直,避免弓背。

❖避免过度拉伸,以防止肌肉损伤。

(2)腰部后屈伸展。

动作要领:

❖站立,双脚与肩同宽,保持身体挺直。

❖缓慢向后屈体,尽量使上体向后仰,双手叉腰或置于身后。

❖保持姿势一段时间,感受腰部肌肉的拉伸。

注意事项:

❖动作要平稳,避免突然快速后仰。

❖保持腰部和腿部的稳定,避免晃动。

❖避免过度拉伸,以防止肌肉损伤。

(3)腰部左右侧屈。

动作要领:

❖站立,双脚与肩同宽,保持身体挺直。

❖向一侧缓慢屈体,尽量使上体与地面平行,另一侧手触碰脚踝。

❖保持姿势一段时间,然后换另一侧进行相同动作。

注意事项:

❖动作要平稳,避免突然快速侧屈。

❖保持身体平衡,避免晃动。

❖避免过度拉伸,以防止肌肉损伤。

(4)腰部旋转。

动作要领:

❖站立,双脚与肩同宽,两臂侧平举,保持身体直立。

❖以腰部为轴心,缓慢向一侧旋转上体,尽量使两臂与地面平行。

❖保持姿势一段时间,然后换另一侧进行相同动作。

注意事项:

❖动作要平稳,避免突然快速旋转。

❖保持腰部和腿部的稳定,避免晃动。

❖避免过度拉伸,以防止肌肉损伤。

(5)腰部屈伸结合。

动作要领:

❖站立,双脚与肩同宽,保持身体挺直。

❖同时向前屈体和向后屈体,形成腰部的一前一后动作。

❖保持姿势一段时间,感受腰部肌肉的拉伸。

注意事项:

❖动作要平稳,避免突然快速进行。

❖保持背部挺直,避免弓背。

❖避免过度拉伸,以防止肌肉损伤。

(6)腰部与腿部的结合。

动作要领:

❖站立,双脚与肩同宽,保持身体挺直。

❖一侧腿向前迈出,同时腰部向前屈体,另一侧手触碰前脚脚踝。

❖保持姿势一段时间,然后换另一侧进行相同动作。

注意事项:

❖动作要平稳,避免突然快速进行。

❖保持腰部和腿部的稳定,避免晃动。

❖避免过度拉伸,以防止肌肉损伤。

(7)仰卧起坐。

动作要领:

❖仰卧在地面上,双脚跟部着地,双手放在耳朵旁边。

❖缓慢抬起上身,尽量使肘关节触碰膝盖。

❖保持姿势一段时间,然后缓慢躺回原位。

注意事项:

❖动作要平稳,避免突然快速抬起上身。

❖保持背部挺直,避免弓背。

❖避免过度拉伸,以防止肌肉损伤。

(8)俯卧撑。

动作要领:

❖面朝下趴在地面上,双脚脚尖着地,双手放在肩膀下方。

❖缓慢抬起上身,使上半身与地面平行。

❖保持姿势一段时间,然后缓慢躺回原位。

注意事项:

❖动作要平稳,避免突然快速抬起上身。

❖保持腰部和腿部的稳定,避免晃动。

❖避免过度拉伸,以防止肌肉损伤。

(9)腰部扭转。

动作要领:

❖站立,双脚与肩同宽,保持身体挺直。

❖腰部向前屈体,然后迅速向后屈体,交替进行。

❖保持动作的节奏,感受腰部肌肉的拉伸。

注意事项:

❖动作要平稳,避免突然快速扭转。

❖保持腰部和腿部的稳定,避免晃动。

❖避免过度拉伸,以防止肌肉损伤。

(10)腰部屈伸交替。

动作要领:

❖站立,双脚与肩同宽,保持身体挺直。

❖腰部向前屈体,然后迅速向后屈体,交替进行。

❖保持动作的节奏,感受腰部肌肉的拉伸。

注意事项:

❖动作要平稳,避免突然快速进行。

❖保持背部挺直,避免弓背。

❖避免过度拉伸,以防止肌肉损伤。

在进行腰部柔韧素质练习时,还需注意以下几点:

❖在练习前进行充分的热身,避免肌肉拉伤。

❖根据个人柔韧程度,逐步增加练习的难度和强度。

❖保持均匀呼吸,避免憋气。

❖练习后进行适当放松和拉伸,有助于肌肉恢复。

5.2.4.4 腿部练习手段

(1)股四头肌拉伸。

动作要领：

❖站立,保持身体挺直。

❖抬起一只脚,用同侧手握住脚踝,使脚跟接近臀部。

❖保持大腿与地面平行,小腿与地面垂直。

注意事项：

❖避免膝盖内翻或外翻。

❖保持均匀呼吸,避免憋气。

(2)股二头肌拉伸。

动作要领：

❖站立,保持身体挺直。

❖抬起一只脚,用同侧手握住脚踝,使脚跟接近臀部。

❖大腿与地面平行,小腿与地面垂直。

注意事项：

❖膝盖尽量保持伸直。

❖保持均匀呼吸,避免憋气。

(3)腓腹肌拉伸。

动作要领：

❖站立,保持身体挺直。

❖抬起一只脚,用同侧手握住脚踝,使脚跟接近臀部。

❖大腿与地面平行,小腿与地面垂直。

注意事项：

❖膝盖尽量保持伸直。

❖保持均匀呼吸,避免憋气。

(4)内收肌拉伸。

动作要领：

❖站立,两脚自然分开,比肩宽。

❖向前迈出一步,弯曲前腿,保持后腿伸直。

❖身体向前倾斜,直至感受到内收肌拉伸。

注意事项:

❖避免膝盖内翻或外翻。

❖保持均匀呼吸,避免憋气。

(5)外展肌拉伸。

动作要领:

❖站立,两脚自然分开,比肩宽。

❖向前迈出一步,弯曲前腿,保持后腿伸直。

❖身体向外倾斜,直至感受到外展肌拉伸。

注意事项:

❖避免膝盖内翻或外翻。

❖保持均匀呼吸,避免憋气。

(6)(6)小腿三头肌拉伸

动作要领:

❖站立,保持身体挺直。

❖抬起一只脚,用同侧手握住脚踝,使脚跟接近臀部。

❖保持大腿与地面平行,小腿与地面垂直。

注意事项:

❖保持脚尖朝前,避免内翻或外翻。

❖保持均匀呼吸,避免憋气。

(7)小腿三头肌拉伸。

动作要领:

❖站立,保持身体挺直。

❖抬起一只脚,用同侧手握住脚踝,使脚跟接近臀部。

❖保持大腿与地面平行,小腿与地面垂直。

注意事项:

❖保持脚尖朝前,避免内翻或外翻。

❖保持均匀呼吸,避免憋气。

(8)胫骨前肌拉伸。

动作要领:

❖站立,保持身体挺直。

❖抬起一只脚,用同侧手握住脚踝,使脚跟接近臀部。

❖保持大腿与地面平行,小腿与地面垂直。

注意事项:

❖保持脚尖朝前,避免内翻或外翻。

❖保持均匀呼吸,避免憋气。

(9)大腿后侧肌群拉伸。

动作要领:

❖站立,保持身体挺直。

❖抬起一只脚,用同侧手握住脚踝,使脚跟接近臀部。

❖保持大腿与地面平行,小腿与地面垂直。

注意事项:

❖保持膝盖伸直,避免弯曲。

❖保持均匀呼吸,避免憋气。

在练习这些腿部柔韧素质的练习手段时,请务必注意以下事项:

❖热身充分,避免肌肉拉伤。

❖根据个人柔韧性调整动作幅度,避免过度拉伸。

❖保持均匀呼吸,避免憋气。

❖每次练习后进行适当的放松和恢复。

❖如有不适,请立即停止练习,并寻求专业指导。

5.2.4.5 踝关节和足背练习手段

(1)提踵练习。

动作要领:

❖站在台阶边缘,以脚趾部支撑身体,保持垂直站立姿势。

❖缓慢降低脚跟至台阶以下,然后迅速提踵至最高点,暂停片刻,再按慢下快上的节奏重复练习。

❖逐渐增加脚跟下降的幅度。

注意事项:

❖练习过程中,保持身体平衡,避免晃动。

❖脚跟下降时,尽量让脚跟低于台阶平面。

❖提踵时,脚尖稍向外分开,有助于增加练习效果。

(2)屈膝坐压

动作要领:

❖左腿前伸,右腿屈膝后折,上体直立,臀坐在右踝上,两臂在体后撑地。

❖两臂屈肘,上体后仰坐压右踝。

❖重复多次后,交换两腿。

注意事项:

❖练习时,保持上体直立,避免前倾。

❖坐压时,尽量让臀部落至右踝上,增加压力。

❖两臂撑地时,保持稳定,避免摇晃。

(3)后屈体

动作要领:

❖两手抱头跪立,向后倒体至两肘两膝触地。

❖臀压在双踝上。

注意事项:

❖倒体时,保持背部挺直,避免弓背。

❖两肘两膝触地后,尽量让臀部靠近脚跟,增加拉伸效果。

(4)俯撑伸展踝

动作要领:

❖直臂俯撑,两臂屈肘,上体后移,挺胸向前移至直臂俯撑及两踝正面撑地伸踝。

注意事项:

❖保持背部挺直,避免塌腰;两臂屈肘时,上体后移,尽量让胸部靠近地面。

❖伸踝时,保持脚跟抬起,脚尖着地。

(5)绕环

动作要领:

❖一腿支撑,另一腿的脚尖着地,以踝关节为中心向内作绕环多次,再向外作绕环多次,然后换另一脚。

❖要求尽量放松协调,并逐渐加大动作幅度。

注意事项:

❖保持身体平衡,避免晃动。

❖绕环时,尽量让脚尖指向地面,增加拉伸效果。

(6)拨篮球

动作要领:

❖一腿支撑,另一腿用前脚掌轻踩在篮球上,以踝关节为中心,脚前掌拨动篮球,使球向内作匀速转动 30 秒,再向外作匀速转动 30 秒,换腿作上述练习。

注意事项:

❖保持身体平衡,避免晃动。

❖拨动篮球时,尽量让球在原地转动,避免移动。

❖练习过程中,保持匀速运动。

(7)脚写字

动作要领:

❖两脚夹一笔,在墙上写字。

注意事项:

❖保持身体平衡,避免晃动。

❖写字时,尽量让脚尖指向地面,增加拉伸效果。

(8)直膝单脚左右移动跳

动作要领:

❖利用跑道的内凸弦,做前脚掌着地的跳跃练习。

注意事项:

❖保持身体平衡,避免晃动。

❖跳跃时,尽量让脚尖指向地面,增加拉伸效果。

(9)负重交叉交换跳

动作要领:

❖在跳跃过程中,两腿交替交叉,前脚掌着地,进行跳跃。

注意事项:

❖保持身体平衡,避免晃动。

❖跳跃时,尽量让脚尖指向地面,增加拉伸效果。

(10)悬垂脚尖伸展

动作要领:

❖坐于地面,两腿伸直,脚尖向上勾起,然后慢慢降低脚跟,直至脚尖指向地面。

注意事项:

❖保持背部挺直,避免弓背。

❖脚尖勾起时,尽量让脚跟抬起,增加拉伸效果。

❖练习过程中,保持匀速运动。

5.2.5 灵敏素质训练手段

5.2.5.1 提高反应判断的练习

(1)反应速度训练

1)快速起立

动作要领：

❖身体保持自然站立,双脚分开与肩同宽。

❖听到指令后,迅速屈膝,双手放在膝盖上,然后快速伸直双腿,同时双臂向上摆动,带动身体迅速起立。

注意事项：

❖起立时,要保持身体平衡,避免向前倾倒。

❖起立后,保持站立姿势,准备进行下一项动作。

2)单脚快速切换

动作要领：

❖站立时,双脚分开,与肩同宽。

❖听到指令后,迅速抬起一只脚,抬至大腿与地面平行,同时另一只脚保持站立。

❖然后快速切换,交替抬起双脚。

注意事项：

❖切换时,注意保持身体平衡,避免跌倒。

❖尽量保持双脚抬起的高度一致,以提高训练效果。

(2)视觉反应训练

1)乒乓球追逐

动作要领：

❖两人一组,相距一定距离。

❖其中一人手持乒乓球拍,另一人持球。

❖听到指令后,持球者将球抛向对方,对方迅速用球拍将球击回。

注意事项：

❖追逐过程中,要保持眼观六路,耳听八方,随时调整自己的位置。

❖击球时,注意力量的把握,避免用力过猛导致球飞出场地。

2)数字闪现

动作要领:

❖训练者面对屏幕,屏幕上随机显示一组数字。

❖要求训练者迅速说出数字的正确顺序。

注意事项:

❖保持注意力集中,快速识别数字,避免因紧张而影响判断。

(3)听觉反应训练

1)声源定位

动作要领:

❖训练者闭上眼睛,通过听觉判断声源方向。

❖听到声音后,迅速指出声源所在位置。

注意事项:

❖保持耳朵清洁,避免外界干扰。

❖在训练过程中,尽量保持静止,以免影响判断。

2)节奏模仿

动作要领:

❖训练者跟随训练师给出的节奏,用手拍打桌面或挥动手臂,模仿节奏。

注意事项:

❖注意保持节奏的稳定,避免因紧张而加快或减慢节奏。

(4)触觉反应训练

1)盲触辨识

动作要领:

❖训练者闭上眼睛,通过触摸来判断物体的形状、大小、质地等。

注意事项:

❖保持手指清洁,以免影响触感。

❖在训练过程中,保持心情平静,避免紧张。

2)指尖灵敏度

动作要领:

❖训练者用手指快速触摸桌面上的小物品,如硬币、纽扣等。

注意事项:

❖保持手指灵活,避免因紧张而影响灵敏度。

（5）综合反应训练

1）障碍跳

动作要领：

❖训练者面对一系列障碍物,迅速跳跃通过,尽量不触碰障碍物。

注意事项：

❖保持身体协调,避免跌倒。在训练过程中,注意观察障碍物的分布,合理调整跳跃方向。

2）反应球练习

动作要领：

❖训练者面对反应球,根据训练师的指令迅速作出反应,击打反应球。

注意事项：

❖保持注意力集中,快速反应。

❖在训练过程中,注意调整力量,避免用力过猛。

3）躲避球

动作要领：

❖训练者迅速躲避对方投掷的躲避球,尽量避免被击中。

注意事项：

❖保持灵活的步伐,注意观察对方动作。

❖在训练过程中,注意保护自己,避免受伤。

4）抛接球

动作要领：

❖训练者与训练师相互抛接球,尽量保持球的稳定。

注意事项：

❖保持手腕灵活,注意力量的把握。

❖在训练过程中,保持注意力集中,避免失误。

（6）心理反应训练

1）数字记忆

动作要领：

❖训练者记住训练师给出的一组数字,然后复述出来。

注意事项：

❖保持注意力集中,快速记忆。

❖在训练过程中,避免紧张,以免影响记忆效果。

2)情绪调控

动作要领:

❖训练者通过自我暗示、深呼吸等方法,调整自己的情绪状态。

注意事项:

❖保持心态平和,学会自我调节。

❖在训练过程中,避免因情绪波动而影响训练效果。

(7)创新能力训练

1)创意联想

动作要领:

❖训练者根据训练师给出的关键词,展开创意联想,提出新颖的观点。

注意事项:

❖保持思维活跃,勇于尝试。

❖在训练过程中,避免受限于传统思维,勇于突破。

2)逻辑推理

动作要领:

❖训练者根据给出的信息,进行逻辑推理,得出结论。

注意事项:

❖保持思维清晰,注意逻辑关系的把握。

❖在训练过程中,避免因思维混乱而影响推理效果。

(8)团队协作训练

1)团队接力

动作要领:

❖团队成员分工明确,依次完成指定任务,力求最快速度完成接力。

注意事项:

❖保持团队协作,合理分配任务。

❖在训练过程中,注意沟通与配合,提高团队效率。

2)信任背摔

动作要领:

❖一名训练者站在高处,另一名训练者站在下方,前者向后倒,后者用手接住。

注意事项：

❖保持信任,勇敢尝试。

❖在训练过程中,注意安全,避免受伤。

(9)情境模拟训练

1)角色扮演

动作要领：

❖训练者根据指定角色,进行情景模拟,展现角色的特点。

注意事项：

❖保持角色代入感,注意细节描绘。

❖在训练过程中,避免紧张,勇于表现。

2)危机处理

动作要领：

❖训练者面对模拟的危机情景,迅速作出判断,妥善处理问题。

注意事项：

❖保持冷静,快速分析。

❖在训练过程中,注意总结经验,提高应对危机的能力。

5.2.5.2　发展平衡能力练习

(1)单腿站立

动作要领：

❖站立时,将全身重量均匀分布在单腿上,另一腿保持自然弯曲,尽量保持身体稳定。

❖脚掌紧贴地面,膝盖略微弯曲,腰背挺直,双臂自然下垂或置于身体两侧。

注意事项：

❖保持呼吸均匀,避免过度用力,避免摇晃,注意平衡。

(2)瑞士球俯卧撑

动作要领：

❖面朝下趴在瑞士球上,双手放在球两侧,保持身体呈一直线。

❖然后,以瑞士球为支点,进行俯卧撑动作,直至手臂完全伸展,再恢复初始姿势。

注意事项：

❖保持身体稳定,避免球滚动过快,控制好动作速度,避免过度摇晃。

(3)侧板支撑

动作要领：

❖身体侧卧,一只手撑地,另一只手放在身体侧面。

❖双脚跟部着地,保持身体呈一直线。

❖然后,以手和脚跟为支点,进行侧板支撑。

注意事项：

❖保持身体稳定,避免摇晃,控制好呼吸,避免过度用力。

(4)波比跳

动作要领：

❖站立,双脚与肩同宽,蹲下后双手撑地,同时跳起双腿向后伸直,身体呈俯卧撑姿势。

❖然后,迅速恢复站立姿势,同时跳跃一次。

注意事项：

❖动作要连贯,尽量保持速度,注意膝盖不要内翻,避免伤害。

(5)平衡垫站立

动作要领：

❖站在平衡垫上,尽量保持身体稳定,双脚分开与肩同宽。

❖腰背挺直,双臂自然下垂或置于身体两侧。

注意事项：

❖保持呼吸均匀,避免过度用力,注意平衡,避免摔倒。

(6)交叉腿蹲

动作要领：

❖站立,双脚与肩同宽,膝盖略微弯曲,腰背挺直。

❖然后,将一条腿交叉于另一条腿后,进行深蹲动作,直至大腿与地面平行,再恢复初始姿势。

注意事项：

❖保持身体稳定,避免膝盖内翻,控制好动作速度。

(7)跳箱

动作要领：

❖站立,面向跳箱,双脚与肩同宽。

❖蹲下后,用爆发力向上跳起,落地时双脚落在跳箱上,站稳后跳回地面。

注意事项：

❖确保跳箱安全稳定，避免膝盖内翻，控制好跳跃高度和速度。

（8）单腿硬拉

动作要领：

❖站立，一只脚离地，保持身体平衡。

❖另一只手握哑铃，腰背挺直，进行单腿硬拉动作，直至手臂完全伸展，再恢复初始姿势。

注意事项：

❖保持身体稳定，避免过度用力，注意呼吸，避免腰部损伤。

（9）平衡球滚动

动作要领：

❖坐在平衡球上，双手放在身体两侧，腰背挺直。

❖然后，以腰部为轴，进行前后滚动。

注意事项：

❖保持身体稳定，避免过度用力，控制好滚动速度。

（10）侧卧抬腿

动作要领：

❖身体侧卧，一只手撑地，另一只手放在身体侧面。

❖然后，抬起一条腿，尽量保持身体平衡，再恢复初始姿势。

注意事项：

❖保持身体稳定，避免摇晃，控制好抬腿速度。

（11）单腿跳

动作要领：

❖站立，一只脚离地，另一只脚进行跳跃，尽量保持身体平衡。

❖然后，换另一只脚进行跳跃。

注意事项：

❖保持身体稳定，避免过度用力，控制好跳跃高度和速度。

（12）倒立

动作要领：

❖站立，双手撑地，双脚离地，身体呈倒立姿势。

❖保持身体稳定，尽量保持长时间倒立。

注意事项：

❖确保场地安全，避免头部受伤，控制好呼吸。

（13）平衡木行走

动作要领：

❖站在平衡木上，保持身体稳定，双手自然下垂或置于身体两侧。

❖然后，以脚跟为支点，沿平衡木向前行走。

注意事项：

❖保持身体平衡，避免摇晃，控制好行走速度。

（14）单腿原地跳跃

动作要领：

❖站立，一只脚离地，另一只脚进行原地跳跃，尽量保持身体平衡。

❖然后，换另一只脚进行跳跃。

注意事项：

❖保持身体稳定，避免过度用力，控制好跳跃高度和速度。

（15）瑞士球仰卧起坐

动作要领：

❖仰卧在瑞士球上，双脚分开与肩同宽，双手放在耳朵旁边。

❖然后，以腰部为轴，进行仰卧起坐动作。

注意事项：

❖保持身体稳定，避免过度用力，控制好动作速度。

（16）侧卧抬臀

动作要领：

❖身体侧卧，一只手撑地，另一只手放在身体侧面。

❖然后，抬起臀部，尽量保持身体平衡，再恢复初始姿势。

注意事项：

❖保持身体稳定，避免摇晃，控制好抬臀速度。

（17）平衡球俯卧撑

动作要领：

❖面朝下趴在平衡球上，双手放在球两侧，保持身体呈一直线。

❖然后，以平衡球为支点，进行俯卧撑动作，直至手臂完全伸展，再恢复初始姿势。

注意事项:

❖保持身体稳定,避免球滚动过快,控制好动作速度。

(18) 倒立跳跃

动作要领:

❖站立,双手撑地,双脚离地,身体呈倒立姿势。

❖然后,用爆发力跳跃,尽量保持身体稳定。

注意事项:

❖确保场地安全,避免头部受伤,控制好呼吸。

(19) 交替腿蹲

动作要领:

❖站立,双脚与肩同宽,膝盖略微弯曲,腰背挺直。

❖然后,交替进行深蹲动作,直至大腿与地面平行,再恢复初始姿势。

注意事项:

❖保持身体稳定,避免膝盖内翻,控制好动作速度。

(20) 平衡球平衡

动作要领:

❖坐在平衡球上,双手放在身体两侧,腰背挺直。

❖尽量保持身体平衡,不要让球滚动。

注意事项:

❖保持呼吸均匀,避免过度用力,注意平衡,避免摔倒。

在练习以上动作时,请注意以下通用事项:

❖保持身体挺直,避免塌腰或弓背。

❖动作过程中,膝盖与脚尖方向保持一致,避免内翻或外翻。

❖初学者可以循序渐进,从简单动作开始,逐渐增加难度。

❖保持稳定的呼吸,避免憋气。

❖如有不适,请立即停止练习,并寻求专业人士的建议。

5.2.5.3　发展协调能力的练习

(1)平衡木训练

动作要领:

❖站在平衡木上,保持身体正直,用前脚掌支撑,缓慢进行前后摆动。

❖训练时,双臂自然摆动,以保持平衡。

注意事项：

❖初学者应在专业人士指导下进行,注意平衡木的稳定性和安全性,避免跌落受伤。

(2)跳绳训练

动作要领：

❖以轻松跳跃的方式,用前脚掌着地,绳子从后方挥至前方。

❖通过手腕的力量进行摇绳。

注意事项：

❖保持均匀的呼吸,避免过度疲劳,选择适合的跳绳长度和材质。

(3)篮球运球训练

动作要领：

❖低位运球时,手腕放松,用手指末端触球,力量均匀。

❖高位运球时,手臂伸直,用手腕力量。

注意事项：

❖注意球的保护,不要低头看球,保持身体协调。

(4)乒乓球训练

动作要领：

❖握拍方式要正确,用正手或反手击球,注意球的旋转和落点。

注意事项：

❖保持身体灵活,眼手协调,训练中要注重基本技术的打磨。

(5)悬垂摆动训练

动作要领：

❖双手抓住单杠,身体悬垂,利用腰部和腿部力量进行前后摆动。

注意事项：

❖避免过度摆动导致肌肉拉伤,控制摆动幅度。

(6)倒立训练

动作要领：

❖面墙站立,双手撑地,逐步调整至头顶朝下,双腿伸直与地面平行。

注意事项：

❖初学者应在专业人士指导下进行,注意保护头部和颈部。

（7）足球盘带训练

动作要领：

❖用脚内侧触球，进行前后左右盘带，保持球的控制。

注意事项：

❖训练时注意脚部与球的接触角度，以及身体平衡。

（8）羽毛球步伐训练

动作要领：

❖保持轻松的步伐，快速反应，通过小碎步调整位置。

注意事项：

❖训练中注意步伐的灵活性和准确性，保持持续的观察。

（9）哑铃摆动训练

动作要领：

❖双脚与肩同宽，身体挺直，双手握哑铃，进行前后摆动。

注意事项：

❖控制摆动幅度，避免肩部受伤。

（10）荡秋千训练

动作要领：

❖坐在秋千上，利用腿部力量进行前后摆动。

注意事项：

❖保持身体平衡，避免秋千摆动过大造成伤害。

（11）跳箱训练

动作要领：

❖站在箱前，双脚同时起跳，落在箱上，再跳回地面。

注意事项：

❖根据自身能力选择适当高度的箱子，避免跌落。

（12）跳高训练

动作要领：

❖利用助跑速度，以合适的角度跃过横杆。

注意事项：

❖注意助跑路线和起跳技术，避免受伤。

（13）单杠悬垂训练

动作要领：

❖双手握杠，身体悬垂，进行悬垂摆动或引体向上。

注意事项：

❖保持正确的握杠姿势，避免手腕和肩部受伤。

（14）健身操训练

动作要领：

❖按照健身操的节奏和动作要求进行练习。

注意事项：

❖注意呼吸与动作的协调，避免动作过于僵硬。

（15）平板支撑训练

动作要领：

❖面朝下趴在地面上，以肘部和脚尖支撑身体。

注意事项：

❖保持身体直线，避免臀部过高或过低。

（16）立定跳远训练

动作要领：

❖站立，双脚与肩同宽，用力向前跳，尽量使脚跟先着地。

注意事项：

❖注意跳跃前的姿势和起跳技巧，避免受伤。

（17）攀岩训练

动作要领：

❖利用手脚攀爬岩壁，保持身体稳定。

注意事项：

❖选择合适的装备，注意安全，避免摔落。

（18）太极扇训练

动作要领：

❖按照太极拳的原理，结合扇子的挥舞进行练习。

注意事项：

❖保持动作的连贯性和柔和性，注意呼吸。

（19）瑜伽训练

动作要领：

❖按照瑜伽的体式进行练习，注重呼吸和身体的伸展。

注意事项：

❖避免过度伸展导致肌肉拉伤，保持舒适度。

（20）舞蹈训练

动作要领：

❖根据舞蹈种类，进行相应的舞步和动作练习。

注意事项：

❖保持身体的柔软性和协调性，注意舞步的正确性。

5.2.5.4 灵敏性游戏

（1）三角穿梭

游戏规则：

❖三名玩家站成一个三角形，通过传递一个小球来保持三角形的形状，要求每次传递都必须跨越两名玩家之间的空隙。

要求：

❖玩家需在规定时间内完成一定次数的传递，不得掉落小球。

注意事项：

❖传球时需注意力度和准确性，避免碰撞。

（2）手眼协调球

游戏规则：

❖玩家用一只手将球抛向墙壁，然后用同一只手接住反弹回来的球。

要求：

❖连续进行一定次数的抛接，不得使用另一只手。

注意事项：

❖抛球力度和角度要适中，以免球过高或过低。

（3）跳跃捕捉

游戏规则：

❖玩家跳跃捕捉从高处落下的沙包或小球。

要求：

❖在规定时间内捕捉到一定数量的沙包或小球。

注意事项：

❖注意跳跃的时机和高度,避免碰撞或摔倒。

(4)脚踢乒乓球

游戏规则：

❖玩家用脚踢乒乓球,使其在规定的区域内反弹。

要求：

❖在规定时间内完成一定次数的踢球,不得让球出界。

注意事项：

❖控制踢球的力度和方向,保持球的稳定。

(5)盲眼投掷

游戏规则：

❖玩家蒙上眼睛,向一个目标投掷小球或飞盘。

要求：

❖在规定时间内投掷一定次数,尽量接近目标。

注意事项：

❖投掷前需熟悉目标位置,投掷时注意力度。

(6)平衡木行走

游戏规则：

❖玩家在平衡木上行走,保持身体平衡。

要求：

❖在规定时间内完成一定的行走距离。

注意事项：

❖注意平衡木的宽度和稳定性,缓慢行走。

(7)悬挂悬垂

游戏规则：

❖玩家在单杠上悬挂,尽量保持悬挂的时间。

要求：

❖在规定姿势下完成一定时间的悬挂。

注意事项：

❖注意安全,避免因力竭而松手。

（8）脚跟行走

游戏规则：

❖玩家用脚跟行走，保持平衡。

要求：

❖在规定时间内完成一定的行走距离。

注意事项：

❖控制速度和平衡，避免摔倒。

（9）穿越障碍

游戏规则：

❖玩家穿越一系列障碍物，如跳过障碍、钻过拱门等。

要求：

❖在规定时间内完成障碍穿越，不得触碰到障碍物。

注意事项：

❖注意障碍物的布局和穿越顺序。

（10）绳子跳跃

游戏规则：

❖玩家使用跳绳进行跳跃，要求连续进行一定次数的跳跃。

要求：

❖在规定时间内完成一定数量的跳绳次数，不得中断。

注意事项：

❖调整跳绳的长度和跳跃的节奏，保持稳定。

（11）抛接硬币

游戏规则：

❖两名玩家相互抛接硬币，要求硬币在空中翻转。

要求：

❖在规定时间内完成一定次数的抛接，不得掉落硬币。

注意事项：

❖控制抛接力度和角度，保持硬币稳定。

（12）平衡球游戏

游戏规则：

❖玩家在平衡球上保持平衡，进行各种动作。

要求：

❖在规定时间内完成一定次数的动作，如转圈、跳跃等。

注意事项：

❖注意平衡球的稳定性，避免跌落。

（13）无声对话

游戏规则：

❖两名玩家通过肢体动作进行沟通，模仿对方的动作。

要求：

❖在规定时间内完成一定次数的动作模仿，尽量保持一致。

注意事项：

❖观察对方的动作细节，准确模仿。

（14）触觉识别

游戏规则：

❖玩家通过触觉识别不同形状或材质的物品。

要求：

❖在规定时间内正确识别一定数量的物品。

注意事项：

❖注意触觉的敏感度，避免混淆相似物品。

（15）听力测试

游戏规则：

❖玩家通过听力识别不同的声音，如敲击声、水滴声等。

要求：

❖在规定时间内正确识别一定数量的声音。

注意事项：

❖保持专注，避免干扰，准确判断声音来源。

（16）视觉搜索

游戏规则：

❖玩家在一张复杂的图片中寻找特定的物品或图案。

要求：

❖在规定时间内找到一定数量的物品或图案。

注意事项：

❖注意图片的细节,耐心寻找,避免遗漏。

（17）记忆匹配

游戏规则：

❖玩家在一系列物品中找到匹配的一对。

要求：

❖在规定时间内完成一定数量的匹配,尽量减少错误。

注意事项：

❖注意观察物品的特征,准确匹配。

（18）创意拼图

游戏规则：

❖玩家使用拼图碎片,拼出指定的图案或场景。

要求：

❖在规定时间内完成拼图,尽量减少错误。

注意事项：

❖注意拼图的逻辑顺序,耐心拼接。

第六章　常见问题答疑

健身是一项需要长期坚持的活动，途中难免会遇到一些问题。作为一名专业的体能教练，我将为你解答健身过程中常见的问题，并提供专业的指导建议，希望能帮助您更好地科学健身，顺利度过健身瓶颈。

6.1　健身基础知识

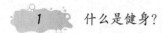 什么是健身？

答：健身是一种通过运动和锻炼来提高身体健康、增强体力、塑造体型的生活方式。它涵盖了一系列的身体活动，旨在提升心肺功能、肌肉力量和耐力。

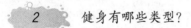 健身有哪些类型？

答：健身类型多种多样，包括有氧运动（如跑步、游泳、骑自行车）、力量训练（如举重、俯卧撑）、柔韧性训练（如瑜伽、普拉提）以及高强度间歇训练（HIIT）等。

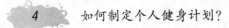 为什么健身对健康有益？

答：健身能够增强心肺功能，预防心血管疾病，降低慢性病风险，提升免疫力，改善心理健康，增加骨密度，减缓衰老过程等。

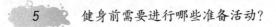 如何制定个人健身计划？

答：制定个人健身计划需考虑个人目标、健康状况、时间安排等因素，可以咨询专业教练或使用健身 App 来设计适合自己的计划。

5　健身前需要进行哪些准备活动？

答：健身前应进行热身运动，包括动态拉伸和低强度有氧运动，以预防运动损伤,提高运动效果。

 健身后需要进行哪些恢复活动?

答:健身后应进行静态拉伸和适当的放松运动,以缓解肌肉紧张,促进恢复。

 如何选择适合自己的健身运动?

答:选择适合自己的健身运动需考虑个人兴趣、身体状况和健身目标,可以先尝试多种运动,找到最适合自己的项目。

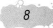 健身是否需要专业指导?

答:对于初学者或想要达到特定目标的人,寻求专业指导是非常有益的。专业教练可以提供科学的训练方法和安全指导。

 健身的最佳时间是什么时候?

答:健身的最佳时间因人而异。一般而言,早晨和傍晚是较为理想的时间段,但最重要的是选择自己能够持续坚持的时间。

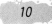 一周应该锻炼几次?

答:一般建议一周锻炼3—5次,每次运动时间约为30—60分钟,根据个人体力和恢复情况适当调整。

6.2　饮食与营养

 健身前后应该吃什么?

答:健身前应选择富含碳水化合物和蛋白质的食物,如全麦面包、鸡蛋等,以提供能量和促进肌肉修复;健身后则应补充优质蛋白质,如鸡胸肉、鱼类或蛋白粉,以帮助肌肉恢复。

 如何制定健身饮食计划?

答:根据个人的健身目标和身体状况,可以咨询营养师或使用专业软件辅助规划,制定包含五大营养素(碳水化合物、蛋白质、脂肪、维生素、矿物质)的均衡饮食计划。

13 蛋白质对健身有多重要?

答:蛋白质是肌肉生长和修复的关键成分,对于增肌和提高运动表现至关重要。适量摄入蛋白质有助于促进肌肉恢复,减少损伤。

14 碳水化合物在健身中的作用是什么?

答:碳水化合物是身体的主要能量来源,尤其在高强度运动中。它们有助于维持血糖水平,延迟疲劳,提高运动表现。

15 脂肪在健身饮食中有什么作用?

答:脂肪是长时间运动的重要能量来源,同时参与细胞结构的构建和激素的合成。适量摄入健康脂肪,如坚果、鱼油等,对健康有益。

16 健身后补充蛋白质的最佳时间是什么时候?

答:理想情况下,健身后30分钟内补充蛋白质效果最佳,此时肌肉对蛋白质的吸收和利用最为高效。

17 健身期间是否需要额外补充维生素和矿物质?

答:对于大多数健身者来说,均衡饮食可以足够提供人体所需的维生素和矿物质,但若饮食不均衡或运动量较大,可以考虑额外补充。

18 健身期间可以喝酒吗?

答:健身期间应尽量避免饮酒,因为酒精会影响身体的恢复和能量代谢,还可能对心血管系统造成不良影响。

19 如何判断自己的饮食是否均衡?

答:可以通过记录饮食日志,关注食物的种类和比例,确保摄入五大营养素,必要时,可以寻求专业营养师的帮助。

20 如何避免健身后的肌肉酸痛?

答:健身后及时进行拉伸,保持水分和电解质平衡,适当补充蛋白质,以及确保充足的睡眠,都有助于减少肌肉酸痛。

6.3 运动技巧与训练方法

21 如何正确做俯卧撑？

答：正确的俯卧撑姿势要求身体成一直线，手掌放在肩膀下方，背部挺直，然后慢慢弯曲肘部，直至胸部接近地面，再用力将身体推起回到起始位置。

22 深蹲的标准动作是怎样的？

答：深蹲时，双脚与肩同宽，脚尖略微向外，臀部向后移动，膝盖随着弯曲，直至大腿与地面平行，然后用力站起。

23 跑步姿势对健身有什么影响？

答：跑步姿势不仅影响跑步效率，还可能引发运动伤害。正确的跑步姿势应保持身体直立，手臂自然摆动，脚步轻盈着地。

24 如何提高跑步速度和耐力？

答：提高跑步速度和耐力需要结合间歇训练、有氧运动和力量训练，同时注意合理的饮食和充足的休息。

25 哑铃卧推的正确方法是什么？

答：哑铃卧推时，平躺在平板上，双脚平放在地面上，双手握住哑铃，慢慢将哑铃从胸部推至头顶，再缓慢降低。

26 仰卧起坐对腹部减肥有效吗？

答：仰卧起坐主要锻炼腹部肌肉，对于减肥效果有限，要达到减肥效果，更应结合有氧运动和饮食控制。

27 平板支撑的好处有哪些？

答：平板支撑能有效锻炼核心肌群，提高身体的稳定性和平衡能力，同时也有助于改善体态。

28 如何训练核心力量？

答：训练核心力量可以通过平板支撑、仰卧起坐、俄罗斯转体等多种动作进行，关键在于持续和正确的练习。

29 如何避免健身时的运动伤害？

答：避免运动伤害需要充分地热身和拉伸，掌握正确的运动技巧，逐步增加运动强度，并在必要时寻求专业指导。

30 如何合理安排有氧和无氧运动？

答：有氧和无氧运动的合理安排应根据个人健身目标和身体状况，通常建议先进行有氧运动，再进行无氧运动，以促进脂肪燃烧和肌肉增长。

6.4 健身器材与设施

31 跑步机有哪些类型？

答：跑步机根据功能的不同大致分为机械跑步机和电动跑步机。机械跑步机无需电源，通过脚步运动驱动；电动跑步机则具备多种速度和坡度调节功能。

32 如何选择合适的跑步机？

答：选择跑步机时，需考虑跑步机的尺寸、功能、稳定性和预算。确定您的跑步习惯和目标，挑选符合个人需求的型号。

33 椭圆机对健身有哪些好处？

答：椭圆机能够提供低冲击的全身运动，有效锻炼心肺功能，同时减少对膝盖和脚踝的压力，是一种非常全面的健身器材。

34 动感单车与普通自行车的区别是什么？

答：动感单车是室内健身器材，具有固定的座椅和可调节的阻力，适合室内高强度训练；而普通自行车则适合户外骑行，环境多变。

35 哑铃、杠铃和健身器械的选择有什么区别？

答：哑铃和杠铃适合自由重量训练，能提高力量和肌肉量；健身器械则提供更稳定的训练环境，适合初学者和康复训练。

36 如何清洁和维护健身器材？

答：清洁健身器材时，可以使用湿布和专用清洁剂，定期检查和紧固零件，以保持器材的正常运作。

37 健身器材的摆放有哪些注意事项？

答：应确保器材放置在通风、干燥的环境中，避免阳光直射和潮湿，同时保持一定的空间距离，以防训练时发生碰撞。

38 如何在家中布置一个简易健身房？

答：在家中布置健身房时，要考虑空间大小和布局，选择合适尺寸的器材，并确保有足够的安全空间进行训练。

39 健身器材的品牌选择有何重要性？

答：品牌往往代表了一定的质量和售后服务保证，选择知名品牌可以确保器材的安全性和耐用性。

40 健身房会员卡的选择需要注意什么？

答：选择健身房会员卡时，要考虑健身房的位置、设施、价格和会员服务，同时了解会员卡的期限、退卡条件和优惠政策。

6.5　心理因素

41 健身对心理健康有哪些积极影响？

答：健身通过促进内啡肽的分泌，可以显著提高情绪，减轻焦虑和抑郁情绪。科学规律的身体锻炼还能够增强个人的自我效能感，提高生活质量，促进心理平衡。

42 如何克服健身过程中的懒惰心理？

答：设定短期和长期目标，保持计划的新鲜感，找寻健身伙伴，或者变换锻炼环境，都可以有效克服懒惰心理。同时，总结健身带来的积极变化，激励自己持续下去。

43 如何保持健身的动力和毅力？

答：记录自己的进步，庆祝每一个小成就，并将健身融入日常生活，使之成为一种习惯，是保持动力的关键。此外，不断学习新的健身知识和技巧也能够激发持续锻炼的热情。

44 健身时如何避免过度训练？

答：合理安排训练计划和休息时间，注意身体的信号，适时调整训练强度，保证充足睡眠和营养摄入，都是预防过度训练的重要措施。

45 如何应对健身中的挫败感？

答：面对挫败感，需要重新审视目标，调整期望值，并分析可能的原因。通过学习正确的训练方法和饮食习惯，寻求专业指导，可以更好地应对挑战，重拾信心。

46 如何利用健身来缓解压力？

答：选择那些能够让人放松的活动，如瑜伽、慢跑等，同时将健身视作一种逃避日常压力的方式，可以有效地缓解压力。在锻炼过程中专注于身体感受，也有助于暂时忘却烦恼。

47 如何克服健身时的恐惧感？

答：逐步增加训练难度，避免尝试超出自己能力范围的动作，确保安全，这些都能够减少恐惧感。同时，积极心态和逐步建立自信也是关键。

48 如何通过健身提高自信？

答：每一次健身的坚持和进步都是对自信心的积累。通过设定可实现的挑战，并在克服它们的过程中自我肯定，自信心自然会逐步提升。

49 如何培养健身习惯？

答：将健身安排在日程表中，选择自己喜爱的运动方式，营造支持性的健身环境，追踪自己的进展，并寻找社群支持，这些都是培养健身习惯的有效策略。

50 如何与他人分享健身经验？

答：通过讲述自己的故事，交流技巧和心得，我们可以构建起一个积极的健身社群,共同成长。与他人分享健身经验,不仅能够激励自己,还能够鼓舞他人。

6.6　健身与减肥

51　健身和减肥之间的关系是什么?

答:健身和减肥之间的关系在于,通过系统锻炼,可以加速新陈代谢,增加能量消耗,从而促进体脂的减少,达到减肥的效果。同时,健身还能改善体质,增强心肺功能。

52　如何制定减肥健身计划?

答:制定减肥健身计划时,应根据个人体质、健康状况和目标,合理安排有氧和无氧运动的比例,并结合合理的饮食计划,持之以恒地执行。

53　哪些运动对减肥最有效?

答:对于减肥来说,有氧运动如跑步、游泳、跳绳等,以及高强度间歇训练(HIIT)都是有效的方式。这些运动能大量燃烧热量,提升代谢率。

54　如何避免减肥过程中的肌肉流失?

答:避免减肥过程中肌肉流失的关键是,增加力量训练,保持蛋白质的摄入量,同时控制减重速度,不宜过快。

55　减肥期间应该如何调整饮食?

答:减肥期间,饮食应注重营养均衡,减少高热量、高脂肪的食物,增加蔬菜、水果和优质蛋白质的摄入,控制总热量摄入。

56　如何通过健身塑造身体曲线?

答:塑造身体曲线需要结合有氧运动和针对性力量训练,如深蹲、卧推、引体向上等,能有效锻炼肌肉,雕塑身形。

57　减肥平台期应该怎么办?

答:遇到减肥平台期时,可以尝试调整训练计划,增加运动强度或更换运动方式,同时检查饮食摄入,避免过度饮食。

58 如何判断自己是否适合做某种减肥运动?

答:判断自己是否适合做某种减肥运动,应考虑个人的健康状况、运动经验和身体条件。必要时,可咨询专业教练或医生的意见。

59 减肥后如何维持成果?

答:减肥后维持成果需要持续的健康饮食和规律的运动,同时要时刻警惕反弹的可能,保持良好的生活习惯。

60 如何健康地进行间歇性训练?

答:进行间歇性训练时,应注意控制训练强度和时间,避免过度训练。初学者可在专业指导下逐步尝试,确保安全有效。

6.7 增肌与塑形

61 增肌和塑形有什么区别?

答:增肌主要指的是通过增加肌肉量来使体型更为魁梧,而塑形则是通过锻炼来优化身体比例,突出肌肉线条,追求更加和谐的外观。

62 如何制定增肌健身计划?

答:制定增肌计划需考虑个人体重、体脂率、健康状况等因素。应包含高强度力量训练,每周至少三次,每次针对不同肌肉群。

63 哪些运动对增肌最有效?

答:深蹲、硬拉、卧推、引体向上等复合运动对增肌非常有效,因为它们能够同时激活多个肌肉群。

64 如何判断自己的增肌计划是否有效?

答:定期测量体重、体脂率和肌肉围度,如果这些数据持续增长,说明增肌计划有效。

65 增肌期间应该如何调整饮食?

答:增肌期间需要摄入足够的蛋白质、碳水化合物和脂肪。蛋白质帮助肌肉修复和生长,碳水化合物提供能量,脂肪则维持激素水平。

66　如何避免增肌过程中的脂肪增加?

答:控制总热量摄入,确保摄入的热量略高于消耗的热量,同时增加有氧运动来燃烧多余脂肪。

67　如何通过健身塑造肌肉线条?

答:增加肌肉分离度,可以通过增加肌肉的收缩时间、减少休息时间以及进行更高次数的重复运动来实现。

68　如何选择合适的增肌重量和次数?

答:重量应选择能够保证动作标准,同时能够完成 6—12 次重复的重量。次数可以根据个人恢复能力和目标进行调整。

69　如何避免肌肉生长不平衡?

答:确保训练计划平衡,涵盖所有主要肌肉群,同时注意调整训练强度和频率,避免对某一肌肉群的过度训练。

70　如何保持肌肉弹性?

答:增加柔韧性训练,如瑜伽或伸展运动,同时确保在训练前后进行充分的热身和拉伸,以保持肌肉的弹性和健康状态。

6.8　健身与伤病康复

71　健身时如何避免运动伤害?

答：避免运动伤害的关键在于做好热身和拉伸,使用正确的姿势和技巧,逐渐增加运动强度,并在健身前后注意营养补充。

72　如何处理健身中的肌肉拉伤?

答:肌肉拉伤后应立即停止运动,进行冷敷,休息几天,随后逐步恢复轻量级训练,避免过度拉伸受伤肌肉。

73 如何预防健身时的关节损伤?

答:选择适当的运动鞋,保持正确的运动姿势,避免重复高冲击运动,增加关节的灵活性和力量训练。

74 如何进行健身后的肌肉恢复?

答:健身后进行适当的拉伸,补充充足的水分和电解质,确保充足的睡眠,以及摄入适量的蛋白质。

75 健身时如何避免头晕和恶心?

答:确保在健身前吃一点轻食,保持水分充足,避免过度疲劳,以及在健身时适时休息。

76 如何通过健身帮助康复?

答:在医生建议下,根据自身情况选择适当的低强度运动,如瑜伽、步行或游泳,以增强肌肉和关节的力量和灵活性。

77 哪些健身运动适合伤病康复者?

答:根据受伤部位和程度,康复者可以选择如水中有氧、骑自行车、椭圆机等低冲击运动,以减少对受伤部位的压力。

78 健身时如何保护心脏健康?

答:保持适度的运动强度,避免过度剧烈的运动,定期进行心脏健康检查,并注意运动时的心率变化。

79 如何判断自己的健身强度是否适合?

答:监测自己的心率,评估运动后的疲劳程度,以及关注身体的反应,如肌肉疼痛、呼吸急促等。

80 如何通过健身提高身体的适应性?

答:通过逐步增加运动量、改善运动技巧、提高营养摄入质量,以及确保充足的休息,来提高身体的适应性和耐力。

6.9　特殊人群健身

81　孕妇可以健身吗?

答:孕妇在医生的指导下,是可以进行适量健身的。孕妇适合做一些低强度的活动,如孕妇瑜伽、散步等,以增强体质,减轻孕期不适。

82　老年人如何进行健身?

答:老年人应选择适合自己的健身方式,如太极拳、慢跑、游泳等。同时,注意动作要慢,避免跌倒,并定期进行健康检查。

83　儿童和青少年如何进行健身?

答:儿童和青少年应通过游戏和运动来增强体质,如跳绳、足球、篮球等。家长应鼓励孩子多参加户外活动,以促进身体发育。

84　如何为特殊人群制定健身计划?

答:为特殊人群制定健身计划时,应考虑其身体状况、健康状况和个人喜好。可以咨询专业教练或医生,制定个性化健身计划。

85　残疾人如何进行健身?

答:残疾人可以通过轮椅运动、手臂训练等适合自己情况的活动来健身。选择适合自己的运动方式和工具,以达到锻炼效果。

86　心脏病患者可以健身吗?

答:心脏病患者应在医生的指导下进行健身。通常建议进行低强度、有氧的运动,如散步、太极等,避免剧烈运动。

87　孕妇健身时应注意哪些安全问题?

答:孕妇健身时应注意避免剧烈运动,选择低风险的活动如散步、孕妇瑜伽等。保持适当的体位,避免平躺或仰卧位,以防压迫到腹部血管。同时,注意控制心率,避免过度出汗和脱水,穿着舒适的衣物,保持良好的呼吸。

88 老年人健身时如何避免运动损伤?

答:老年人健身时为避免运动损伤,应选择适合自己的低强度运动,如太极、水中运动等。进行热身和拉伸,保持关节的灵活性。运动时要注意姿势正确,使用适当的辅助器材,如拐杖或助行器,以维持平衡。

89 儿童健身应该如何控制运动量?

答:儿童健身应根据年龄和体能制定合适的运动量,避免过度负荷。鼓励参与多样化运动,如跑步、游泳、跳绳等,以增强身体各部位的协调发展。同时,确保运动环境安全,避免过度竞争和压力。

90 特殊人群的健身计划应如何调整?

答:特殊人群的健身计划应根据个人的健康状况和身体条件进行调整。在专业指导下制定个性化训练方案,注重运动的渐进性和周期性。同时,定期评估健身效果,及时调整计划。

91 残疾人如何选择适合自己的健身设备?

答:残疾人选择适合自己的健身设备时,应考虑自身的特殊需求。选择适合自己身体状况的辅助工具,如轮椅、扶手等,确保在健身过程中安全稳定。同时,关注设备的设计是否人性化,是否易于操作。

92 心脏病患者如何监测运动中的心率?

答:心脏病患者在运动中应密切监测心率,保持在安全范围内。可使用心率监测器或智能手表来追踪心率变化,遵循医生的建议,避免剧烈或长时间的体力活动。

93 孕妇健身对胎儿的发育有何影响?

答:孕妇健身对胎儿的发育具有积极影响,适当的运动可以促进血液循环,增加胎儿的氧气供应。但需注意运动的强度和时间,避免对胎儿造成压力。

94 老年人如何通过健身改善慢性病状况?

答:老年人通过健身可以改善慢性病状况,如高血压、糖尿病等。规律的锻炼有助于提高心肺功能,控制体重,增强免疫力。同时,应与医生沟通,选择适合自己的运动方式。

95　如何为儿童制定合理的健身目标?

答:为儿童制定合理的健身目标应考虑年龄特点和兴趣,设置短期和长期目标,鼓励参与户外活动和团队运动,培养良好的运动习惯。

96　特殊人群健身时应如何安排饮食?

答:特殊人群在健身时应合理安排饮食,摄入足够的营养素以支持身体活动。注意均衡饮食,避免过多的油脂和高热量食物,保持水分充足。

97　如何通过健身帮助残疾人提高生活质量?

答:通过健身帮助残疾人提高生活质量,应关注其个人喜好和能力。鼓励参与适应性运动,如坐式篮球、轮椅网球等,增强其社交互动和自信心。

98　心脏病患者在进行有氧运动时有哪些注意事项?

答:心脏病患者在进行有氧运动时,应选择低强度、长时间的活动,如慢跑、快走等。避免过度劳累,保持平稳的心率和呼吸。

99　孕妇健身时如何保持正确的呼吸方法?

答:孕妇健身时,正确的呼吸方法至关重要。应采取腹部呼吸,避免过度屏气,保持呼吸平稳和深长。

100　特殊人群如何通过健身增强自我效能感?

答:特殊人群通过健身增强自我效能感,可通过设置可达成的小目标,逐步提高自信心。参与集体运动,与他人分享运动经验,建立积极的自我形象。

第七章　结　　语

在全书内容的指导下,我们深刻理解到科学健身的重要性。将科学健身理念融入日常生活,不仅有助于提升国民体质,还能让我们享受到健康的福祉。因此,让我们持续锻炼,不断养成良好的健身习惯,让健康成为生活的一部分,享受每一个充满活力的日子。在这段旅程中,愿本书成为你坚实的陪伴,引领你走向一个更加健康、美好的未来。

本书通过系统的体质监测和科学健身指导,旨在帮助每位读者找到适合自己的健身之路。科学健身并非一时的心血来潮,也不是偶尔的挥洒汗水,而是要将健康的生活习惯,如同细水长流般融入我们的日常。在忙碌的工作间隙,利用短暂的休息时间做些伸展运动;在闲暇的周末,与家人朋友一同参与户外活动;在每一个可以选择的瞬间,都提醒自己,健康是一种习惯,一种态度,一种生活的艺术。

我们鼓励每一位读者,不论是青年、中年还是老年,都应该持之以恒地投入科学健身实践中。让健身成为生活的一部分,就像吃饭、睡觉一样自然,一样不可或缺。在这个过程中,你将发现身体的变化,心灵的力量,以及那份源自健康的自信和快乐。让我们一起迈向健康,享受生活,用持续的锻炼和良好的健身习惯,绘制出一幅充满活力与和谐的图谱。

在书页的尾声处,我们不禁要停驻脚步,回望那些关于国民体质监测与科学健身的字句,它们如同指南针,为我们指明了走向健康生活的方向。作为读者的您,已经跟随这些篇章,走过了对体质认知的深化之旅,见证了科学健身的力量。此刻,我想对您说,请将这份认识转化为自我承诺,以行动书写自己的健康篇章。

您现在手中握有的是一份宝贵的知识,它不仅关乎肌肉与骨骼的强健,更关乎心灵的安宁与精神的旺盛。持之以恒地将这些科学健身理念融入日常,每一次的锻炼都是对未来的投资,每一次的汗水都浇灌着健康的果实。您将发现,当健身成为生活的习惯,健康便是自然的奖赏。

　　在此,我鼓励您,把追求健康生活作为一项个人的荣耀使命。超越简单的动机和目标,让健身成为内在需求,一种生活的享受。不论是朝阳初升时的慢跑,还是夜幕低垂时的瑜伽,每一次的身体活动都是对生命最深刻的礼赞。

　　请不要忘记,健康是一生的朋友,它需要您的呵护与陪伴。持续锻炼,让健身成为习惯,让健康成为生活的一部分。享受每一次跃动的韵律,每一次呼吸的节奏,在科学健身的指导下,探寻生活的无限可能,拥抱健康的快乐时光。愿您在追求健康的道路上,步履不停,享受生活所赋予的每一份美好。

附录:科学健身指导常见术语解释

在健身的世界里,术语就是沟通的桥梁,它不仅是专业知识的载体,更是连接健身者和教练之间的纽带。健身术语,指的是那些在健身训练中频繁使用,用以描述动作、方法、器械及训练理念的专有名词。这些术语的准确运用,不仅能够提升健身指导的精准度,还能在健身爱好者之间建立起共同的语言体系,促进信息的有效交流。

对于刚刚接触健身的人来说,理解这些术语至关重要。它们不仅能帮助你更好地理解教练的指导,还能在自我训练中,让你更准确地把握每一个动作的要领,避免运动伤害。在健身交流中,术语的使用就如同武林中的暗号,能让同样热爱健身的人快速识别彼此,建立起交流的基础。

力量训练术语

❖负重训练

负重训练:通过使用哑铃、杠铃、健身器械等方式进行的训练,目的是增加肌肉力量和体积。

❖复合动作与孤立动作

复合动作:涉及多个关节和肌肉群的动作,如深蹲、卧推等,能同时锻炼多个部位。

孤立动作:主要针对单一关节和肌肉群的动作,如二头弯举、腿屈伸等,能更专注地锻炼特定部位。

❖RM(重复最大值)

RM:指在某一特定重量下,肌肉群能完成的最多重复次数。例如,10RM 表示你能用这个重量做 10 次动作。

❖组数与次数

组数:在一次训练中,针对某一肌肉群进行的训练次数。通常,每个肌肉群进行 3—5 组训练。

次数:每组训练中的动作重复次数。一般来说,6—12 次为一组,根据训练目的和个人能力进行调整。

❖肌肉群分类

主要肌肉群:胸大肌、背部肌肉、大腿肌肉、肩部肌肉等,是身体的主要动力来源。

次要肌肉群:如二头肌、三头肌、小腿肌肉等,辅助主要肌肉群完成动作。

有氧运动术语

❖心率区间

心率区间:指在运动时,为了达到特定的训练效果,而需要维持的心率范围。它通常以每分钟心跳次数(bmp)来表示,是衡量运动强度的重要指标。

❖最大心率

最大心率:指在运动时,心脏能够达到的最高心率。一般来说,通过"220 — 年龄"的公式可以简单估算出个人的最大心率。这一数据对于制定合理的运动计划,防止过度训练具有重要意义。

❖有氧阈

有氧阈:指身体在进行有氧运动时,乳酸开始积累的临界点。当运动强度超过有氧阈,身体将进入无氧运动状态,乳酸的积累会导致肌肉疲劳。因此,有氧阈是确定有氧运动强度的重要依据。

❖恢复心率

恢复心率:指运动结束后,心率恢复到安静状态的速度。它是衡量个人心肺功能和运动恢复能力的重要指标。一般来说,恢复心率快,说明心肺功能好,运动恢复能力强。

❖卡路里消耗

卡路里消耗:指在进行有氧运动时,身体所消耗的能量,通常以卡路里为单位。了解卡路里消耗,有助于更好地控制运动强度和饮食摄入,以达到理想的健身效果。

进阶健身术语

❖超负荷原则

这一原则强调,为了促进肌肉生长和力量提升,训练者需在每次锻炼中逐渐增加训练的难度。超负荷可以通过增加重量、增加组数、增加重复次数或减少休息时间来实现,从而使肌肉承受更大的负荷,刺激其适应和增长。

❖进度递增

与超负荷原则相辅相成,进度递增是指在训练计划中定期增加训练强度或容量的过程。这可以是通过逐渐增加每组的重量,或者逐步减少每组间的休息时间来实现的。这种逐步提升的方式有助于避免训练平台期的出现,保持持续性的进步。

❖递减组

递减组是一种强度极高的训练技巧,它涉及在完成一组最大重复次数后,不完全休息就减轻重量,然后继续进行额外的组数。这种方法可以最大限度地刺激肌肉纤维,尤其是快速收缩纤维,从而促进肌肉生长和力量提升。

❖交叉训练

交叉训练是指将不同类型的运动结合起来进行训练,如结合有氧运动和力量训练。这种训练方式可以提高身体的适应性,减少单一运动带来的疲劳和损伤风险,同时还能提高整体的身体素质和运动表现。

❖功能性训练

功能性训练专注于模仿日常生活或特定运动中的动作,以提高身体的整体功能和运动能力。这种训练注重动作的质量和运动链的协调性,旨在提高力量、平衡、协调和灵活性,从而在日常生活中或竞技体育中更好地表现。

营养补充术语

❖蛋白粉

蛋白粉:一种从牛奶、大豆或其他食物中提取的蛋白质补充品,易于消化和吸收。它能够帮助健身者快速补充蛋白质,促进肌肉生长和修复。

❖支链氨基酸(BCAA)

支链氨基酸(BCAA):包括亮氨酸、异亮氨酸和缬氨酸的三种氨基酸,它们在肌肉中含量丰富,对于肌肉的生长和修复至关重要。BCAA能够减少运动过程中的肌肉损伤,提高运动后的恢复速度。

❖肌酸

肌酸:一种在肌肉和神经细胞中自然存在的物质,也是健身者常用的补剂之一。肌酸能够提高肌肉力量和爆发力,同时有助于增加肌肉质量和改善运动表现。

谷氨酰胺:是一种条件必需氨基酸,对于维持免疫系统功能、促进肌肉恢复和提高蛋白质合成具有重要作用。健身者在剧烈运动后补充谷氨酰胺,有助于加速身体恢复。

❖维生素和矿物质补充

维生素和矿物质补充:这些营养素对于保持身体健康和促进身体功能至关重要。由于健身者经常进行高强度训练,对营养素的需求更高,因此额外的维生素和矿物质补充品可以帮助他们填补饮食中的不足,确保身体能够得到必要的营养素来支持运动表现和整体健康。

健身器械与工具术语

常见器械术语

❖胸推机

胸推机是一种专门针对胸肌训练的器械。它通过固定轨道和可调节的座椅,帮助使用者以正确的姿势进行推举动作,有效地刺激胸大肌和小肌群,提升胸部的力量和形状。

❖腿推机

与胸推机类似,腿推机则是针对下肢肌肉的锻炼。通过坐姿推举,它能够锻炼大腿前侧的股四头肌、大腿后侧的股二头肌以及臀大肌,帮助增强腿部力量,提升整体协调性。

❖拉力机

拉力机是一种多功能的健身器械,适用于背部、肩部、手臂等多个肌肉群的训练。通过调节拉力绳或链条的长度和阻力,可以模拟不同的拉力动作,对目标肌肉进行深度刺激。

❖哑铃

哑铃是最常见、最灵活的健身工具之一。它适用于各种自由重量训练,能够锻炼全身各个部位的肌肉。哑铃训练不仅能够增强肌肉力量,还能提高关节的稳定性和灵活性。

❖杠铃

杠铃是一种长条形的举重器械,通常配有多块不同重量的杠铃片。它适用于重量较大的力量训练,如深蹲、卧推、硬拉等。杠铃训练对提升整体力量和肌肉体积具有显著效果,是健身爱好者不可或缺的工具之一。

辅助工具术语

❖弹力带

弹力带,一种由橡胶或硅胶制成的弹性带,常用于力量训练和灵活性提升。它能通过提供不同程度的阻力,帮助增强肌肉力量,同时减少关节压力。在拉伸、举重等多种训练中,动力带都是不可或缺的辅助工具。

❖哑铃架

哑铃架是一种专门用于放置和整理哑铃的设备。它的设计旨在确保哑铃的安全存放,避免训练中发生意外伤害。同时,哑铃架的层架结构方便用户按需选择不同重量的哑铃,提高训练效率。

❖跳绳

作为一种简单有效的有氧运动工具,跳绳在提高心肺功能、锻炼协调性和敏捷性的同时,还能燃烧大量卡路里。它的便携性和低成本使其成为健身爱好者最喜爱的辅助工具之一。

❖稳定球

稳定球,也称为健身球或平衡球,是一种用于提高身体平衡能力和核心力量的工具。训练时,通过球的不稳定性来刺激肌肉群,尤其是在核心训练和康复训练中效果显著。

❖瑜伽垫

瑜伽垫是一种柔软且防滑的垫子,用于地面训练,如瑜伽、普拉提和俯卧撑等。它不仅能保护关节不受硬地面的撞击,还能提供足够的摩擦力,确保训练时的稳定性和安全性。

健身效果与评估术语

健身效果相关术语

❖肌肉增长

肌肉增长,又称肌肉肥大,是指通过适当的训练和营养支持,使肌肉体积和力量得到提升的过程。这种增长通常伴随着肌肉纤维的增大和数量的增加,尤其是快速收缩纤维,它们负责力量的快速发挥。

❖减脂

减脂指的是减少体内脂肪含量,以实现健康体重和优美体型。这一过程通常涉及有氧运动、力量训练以及合理的饮食控制,旨在创造一个热量赤字,促使身体燃烧脂肪作为能量来源。

❖身体成分分析

身体成分分析是对身体中脂肪和非脂肪组织(如肌肉、骨骼、水和器官)的比例进行测量。这一分析有助于评估个体的健康水平和健身进步,常用的方法包括皮褶厚度测量、生物电阻抗分析和水下称重等。

❖基础代谢率(BMR)

基础代谢率(BMR)是指人在静态状态下(非消化时间,体温恒定,周围环境温度舒适,无心理压力和肌肉活动)维持生命活动所需的最低热量。它反映了身体基本的生命活动,如呼吸、心跳、体温调节等所需的能量消耗。了解个体 BMR 对于制定合理的饮食和训练计划至关重要,因为它帮助确定维持当前体重所需的热量摄入,以及减重或增重所需的热量调整。

评估与监测

❖体脂率

体脂率指的是人体内脂肪组织所占的比例,它是衡量健康和体型的重要指标。通过测量体脂率,我们可以更准确地了解身体的组成,从而制定出更有效的减脂或增肌计划。

❖肌肉量

肌肉量指的是身体中肌肉组织的总重量。对于健身者而言,增加肌肉量不仅有助于提升外在形象,还能增强身体的代谢率和整体力量。通过定期监测肌肉量,我们可以追踪训练进度,确保营养摄入与训练计划相匹配。

❖肌肉力量测试

肌肉力量测试是评估肌肉在一次最大努力中所能承受的重量。这种测试通常通过标准化的动作,如深蹲、卧推和硬拉等,来评估特定肌肉群的力量水平。通过这些测试,我们可以制定出有针对性的训练计划,以提升力量和防止受伤。

❖耐力测试

耐力测试旨在评估身体在长时间运动中的持久能力。无论是通过跑步、游泳还是骑行等运动形式,耐力测试都能帮助我们了解心肺功能和肌肉耐力。这有助于我们调整训练强度,以实现更好的运动表现。

❖心肺耐力评估

心肺耐力评估是对心脏和肺部功能的一种衡量方式,它通常通过跑步机上特定时间的运动强度测试来完成。良好的心肺耐力不仅有助于提升运动表现,还能降低慢性疾病的风险。通过定期进行心肺耐力评估,可以监测身体状态,确保训练效果最大化。

深入理解并正确运用健身术语,对于避免运动伤害和达到理想的健身效果同样重要。通过掌握这些术语,可以让更多人更自信地步入健身房,与教练和同伴有效沟通,共同追求健康的生活方式。

为了继续提升您的健身知识,建议您参考相关书籍、专业网站或咨询经验丰富的教练。不断学习和实践,将使您在健身之路上更加得心应手,不断进步。通过不断探索和研究,更深入地理解健身的每一个细节,从而在追求健康和体能的道路上更进一步。